L'HOPITAL

DE

LA CHARITÉ

L'HOPITAL

DE

LA CHARITÉ

Étude historique

DEPUIS SA FONDATION JUSQU'EN 1900

PAR

FERNAND GILLET

DIRECTEUR DE L'HOPITAL DE LA CHARITÉ
MEMBRE DE LA SOCIÉTÉ HISTORIQUE DU 6ᵉ ARRONDISSEMENT DE PARIS

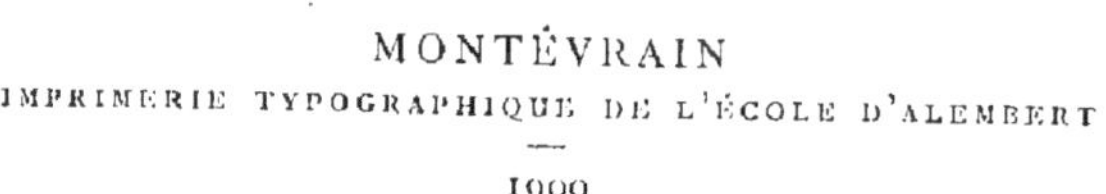

Photogravures de la Maison Cueille et Despréaux
d'après les clichés de l'auteur.

MONTÉVRAIN
IMPRIMERIE TYPOGRAPHIQUE DE L'ÉCOLE D'ALEMBERT
1900

AUX MIENS

15 novembre 1899

F. GILLET

Surface des bâtiments . . . . 8,100ᵐ »
Surface des cours et jardins 7,985 50

Surface totale du terrain . . 16,085 50

Nombre de lits budgétaires : 650

LÉGENDE

SOUS-SOL : **A** Caves. — **A1**, **A2** Dépendances des boutiques. — **A3**, **A4**, **B**, **C**, **D** Caves. — **J** Dépendances des boutiques. — **K** Magasin et caveau au linge sale. — **M** Dépendances des boutiques. — **M2** Caves et ascenseur.

REZ-DE-CHAUSSÉE : **A** Bureaux. — **A1**, **A2** Boutiques. — **A3** Économat, vestiaire. — **A4** Salles de garde. — **B** Consultations. — **C** Cuisine. — **D** Pharmacie. — **F** Bains. — **G** Buanderie. — **H** Chapelle. — **I** Service des morts. — **J** Boutiques. — **K1** Atelier du plombier. — **K2** Atelier du menuisier. — **K3** Matelasserie. — **L** Chantier. — **M** Boutiques. — **M1** Escalier et passage. — **M2** Maternité, salle de travail et laboratoire. — **M3** Académie de médecine. — **R** Réfectoire des gens de service. — **T** Cours et jardins. — **U** Étuve, machines. — **V** Réservoirs. — **Y** Écurie et remise.

1ᵉʳ ÉTAGE : **A1** Appartement du directeur. — **A2** Logements du personnel administratif — **A3** Salle Rayer (hommes médecine). — **A4** Salle Trélat (hommes chirurgie). — **B** Amphithéâtre Velpeau. — **C** Salles Boyer (hommes chirurgie) et Laënnec (hommes médecine). — **D** Salle Velpeau (hommes chirurgie. — **F** Amphithéâtre des cours. — **G** Salle Bouillaud (hommes médecine). — **J** Lingerie. — **K1** Offices Bouillaud et Laënnec. — **K2** Laboratoires de la Faculté. — **M** Salles Louis et Vulpian (hommes médecine). — **M1** Offices Boyer et Rayer. — **M2** Salle de malades, maternité. — **M3** Laboratoires. — **R** Salle Bouillaud (hommes médecine). — **Y** Logement.

ENTRESOL : **A** Logement d'employé. — **A1**, **A2** Dépendances des boutiques. — **B** Logements d'employés. — **J** Dépendances des boutiques. — **K** Dépendances de l'Académie et amphithéâtre Bouillaud. — **M** Dépendances des boutiques.

2ᵉ ÉTAGE : **A1** Appartement du pharmacien. — **A2** Logements des internes, chambre d'isolement Gosselin. — **A3** Salle Briquet (femmes médecine). — **A4** Salle Gosselin (femmes chirurgie). — **C** Salles Petit (femmes chirurgie) et Frère Côme (femmes médecine). — **D** Salle Andral (femmes médecine). — **F** Salle d'opérations Petit. — **G** Salle Piorry (femmes médecine). — **J** Salle Damaschino (hommes médecine). **K1** Offices Piorry et Frère Côme. — **K2** Laboratoires de la Faculté. — **M** Salle Beau et crèche (femmes médecine) et salle d'opérations Gosselin. — **M1** Offices Petit et Briquet. — **M2** Salle de malades, maternité. — **M3** Salle Corvisart (hommes médecine). — **R** Salle Piorry (femmes médecine).

3ᵉ ÉTAGE : **A1** Chambres de domestiques. — **A2** Logements de sous-employés. — **D** Logement de sous-employé et dortoir des infirmiers. — **M2** Chambres des sages-femmes, de la surveillante et des infirmières. — **M3** Salle Cruveilhier (femmes médecine).

COMBLES : **A4** Dortoir des infirmières. — **D** Dortoir des veilleurs. — **M3** Logement de sous-employé.

PLAN DE L'HOPITAL DE LA CHARITÉ

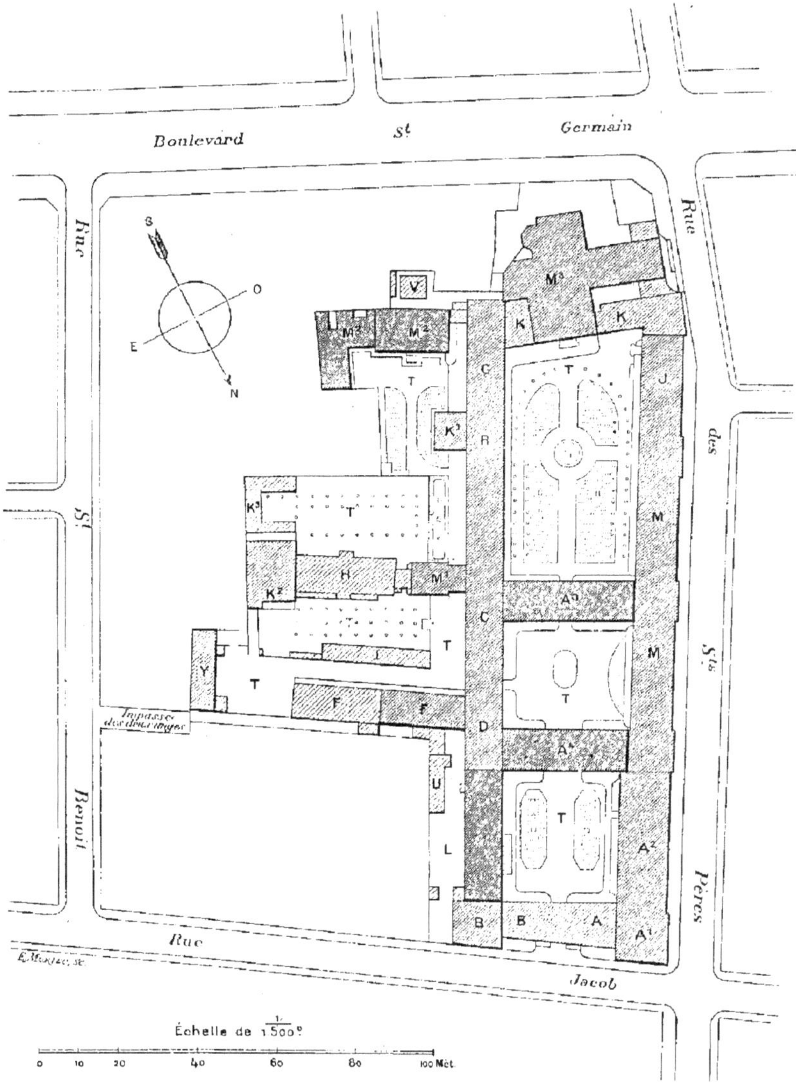

Échelle de $\frac{1}{1500}$

0   10   20   40   60   80   100 Mèt.

Dressé par M. BELOUET
architecte de l'Assistance publique (août 1899)

COMPOSÉ, IMPRIMÉ ET BROCHÉ
PAR LES PUPILLES DU DÉPARTEMENT DE LA SEINE,
ÉLÈVES DE L'ÉCOLE D'ALEMBERT
A MONTÉVRAIN

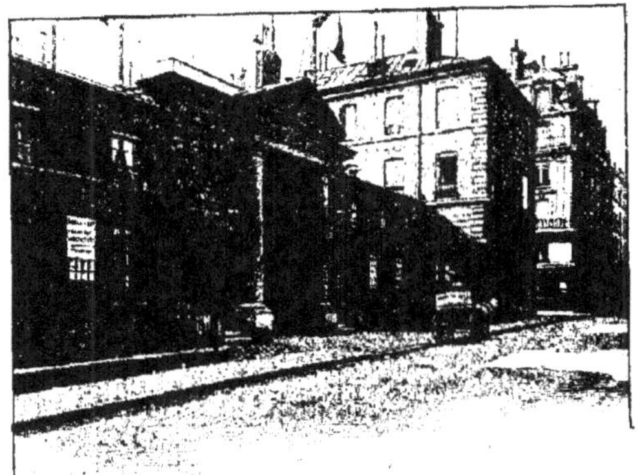

Entrée actuelle de l'Hôpital

L'HÔPITAL DE LA CHARITÉ

CHAPITRE PREMIER

DE L'ORDRE DES FRÈRES DE SAINT-JEAN-DE-DIEU

Avant d'entreprendre l'étude historique de l'hôpital de la Charité, il paraît intéressant de faire connaître ceux qui, il y aura bientôt trois cents ans, ont jeté les premières assises de l'établissement auquel ils ont donné une impulsion si remarquable et dont la réputation était universelle.

Le fondateur de l'ordre des frères hospitaliers s'appelait Jean Cieudad. Il était né à Monte-Majore-el-Novo, ville de l'archevêché d'Evora, en Portugal, le 8 mars 1495.

C'est à Grenade qu'il commença à consacrer sa vie au soulagement des malheureux, et ce fut aux malades qu'il songea tout d'abord, commençant par en secourir un petit nombre, les nourrissant du travail de ses mains, pansant leurs plaies, leur donnant les soins de propreté que réclamait leur état.

Il se mit ensuite à quêter et, vers 1540, avec le produit de ses aumônes, en installa quelques-uns dans une maison qu'il avait louée à cet effet. Sa réputation devint telle que l'évêque et les bourgeois de Grenade achetèrent un local beaucoup plus vaste pour en faire un hôpital dont il eut la direction.

Il mourut le 8 mars 1550, âgé seulement de cinquante-cinq ans, mais son exemple fut suivi et il trouva de nombreux imitateurs qui plus tard formèrent une congrégation approuvée en 1572 par Pie V et qui, en 1617, fut érigée en ordre religieux sous le nom de « Frères hospitaliers de la Charité » par Paul V.

Jean Cieudad est représenté par les annales du temps comme un homme de bien d'une charité ardente et inépuisable.

C'est sous le vocable de leur fondateur « Jean de Dieu » que ses disciples s'associèrent pour donner leurs soins aux pauvres.

L'ordre, qui était sollicité de tous côtés, fonda ses premiers établissements à Cordoue, à Madrid, à Lucennes. Pour entretenir entre eux l'esprit d'obéissance et l'uniformité dans le gouvernement de leurs hôpitaux, les religieux élirent dans chacun d'eux un supérieur et un supérieur général qu'ils nommèrent « majeur ».

En 1587, ils possédaient déjà vingt-deux maisons, et le pape Sixte V, informé des œuvres charitables qu'ils exerçaient envers les malades, par deux brefs du 10 juin 1585 et un autre du 1er octobre 1586, confirma la congrégation, unit tous les hôpitaux en un seul corps, lui donna le pouvoir de célébrer des chapitres généraux, d'élire un général, des provinciaux et autres supérieurs et de faire des constitutions.

Le premier général de l'ordre, le père Pierre Soriano, Espagnol, fut élu dans le chapitre tenu, en vertu du bref cité plus haut, dans l'hôpital de Saint-Jean-Calibite, le 27 juin 1587.

Les frères, quelques années après, se divisèrent en deux fractions, quoique suivant la même règle : la congrégation d'Italie et celle d'Espagne. C'est en 1608 qu'eut lieu cette scission.

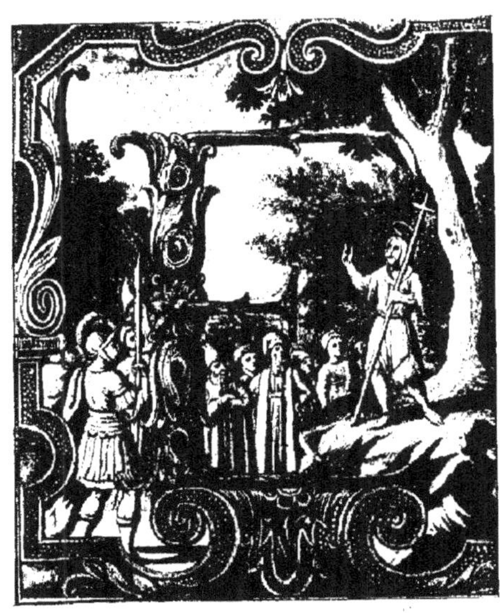

Lettre ornée

Ces deux juridictions, ayant chacune un père général, se partageaient, savoir :

Celle d'Italie en neuf provinces renfermant vers le milieu du XVIII siècle cent soixante-trois couvents et hôpitaux comprenant 8.662 lits et cent cinquante mille malades traités ;

Celle d'Espagne en sept provinces renfermant à la même époque cent trente-quatre couvents et hôpitaux comprenant

4.028 lits et quarante-six mille trois cent quarante-cinq malades traités.

En dehors du père général, l'administration était confiée à un provincial ayant sous ses ordres tous les établissements dépendant de la province, et chaque hôpital avait à sa tête un prieur faisant fonctions de directeur.

La province de Saint-Jean-Baptiste de France comprenait trente hôpitaux contenant ensemble 3.221 lits.

L'hôpital Saint-Jean-Baptiste de la Charité de Paris était le principal établissement et le seul noviciat pour la province de France. Il était le siège du père provincial.

Les autres établissements en dépendant se trouvaient situés à Cadillac, Moulins, Poitiers, Niort, La Rochelle, Effiat, Roye, Charenton, Vezins, Pontorson, les Convalescents de Paris, Château-Thierry, Condom, Saintes, Grenoble, Vizille, Celles, Avon-lès-Fontainebleau, Senlis, Romans, Ile de Ré, Vitry-le-François, Metz, Brest, Gayette, Clermont-Ferrand, Granville, Gondreville et Alan-en-Comminge.

CHAPITRE II

L'hôpital de la Charité est, après l'Hôtel-Dieu, le plus ancien des établissements publics créés à Paris pour les soins à donner aux malades atteints d'affections, soit médicales, soit chirurgicales.

Il doit son existence à la reine Marie de Médicis, qui, après son mariage avec le roi Henri IV, voulant donner aux pauvres souffrants un local où ils pussent être traités, logés et nourris convenablement, s'adressa à la congrégation connue sous le nom de Saint-Jean-de-Dieu, afin de la charger de réaliser son projet.

A cet effet, elle fit venir de Florence en 1601 quatre religieux de cet ordre avec la mission de fonder à Paris un asile pour les malades et les déshérités.

La souveraine, en faisant choix de ces frères italiens, s'était simplement rappelée les soins touchants qu'elle leur avait vus donner aux pauvres recueillis dans leurs maisons en même temps qu'elle avait été frappée des résultats obtenus.

C'est le père Jean Bonelli que le général de l'ordre envoya en 1601 avec trois frères pour ouvrir à Paris le premier hôpital sous le vocable de « Saint-Jean-Baptiste de la Charité » qui devint par abréviation « les Frères de la Charité » puis « la Charité ».

Il s'agissait de trouver un terrain propice à l'édification de l'établissement projeté et, dès leur arrivée, les religieux firent auprès de leur haute protectrice les démarches nécessaires afin d'arriver promptement au résultat désiré.

Ce ne fut pas, ainsi que nous allons le démontrer, l'emplacement actuel qui prévalut tout d'abord.

Le premier local choisi par la reine Marie était une maison située « rue de Petite-Seyne devant le port de Malaquest au lieu qu'occupèrent plus tard les Petits-Augustins ».

Il me paraît utile de citer à cet égard les documents puisés dans la *Topographie historique du Vieux Paris*, publiée sous les auspices de l'édilité parisienne par Berty (région du bourg Saint-Germain), afin de bien établir l'endroit exact où les frères de la Charité commencèrent leur œuvre :

« La place actuellement occupée par l'école des Beaux-Arts paraît avoir été comprise dans six arpents d'un terrain cédé à la reine Marguerite le 31 juillet 1606 et fit ensuite partie des 1.732 toises du fameux jardin de Nicolas Vauquelin, seigneur des Yvetaux. Celui-ci en fit acheter le terrain des Augustins en trois lots par Nicolas Leprestre, sieur de la Chevalerie, les 12 février 1611, 12 juillet 1613 et 8 janvier 1618.

« Une maison, amoindrie par le retranchement de la partie méridionale, fut vendue le 7 juin 1599 par Renée Forget, veuve de Castellan, à la dame Renée Lebeau, veuve d'Étienne Huc, puis revendue par celle-ci au sieur Gillet, auquel elle fut définitivement adjugée par décret du 18 février 1604. Il en disposait du reste auparavant, puisque, dès le dernier jour de février 1603, il l'avait baillée aux religieux de la congrégation de Jean-de-Dieu, plus connue sous le nom de Frères de la Charité.

« Ces derniers s'installèrent, ne pouvant trouver d'endroit convenable, dans la propriété de Gillet. La reine paya d'abord le loyer de cette maison, puis l'acheta le 4 janvier 1605 et en fit don à ses protégés le 5 février suivant.

« En 1594 c'était une masure renfermant deux corps d'hôtel, l'un sur le quai mesurant sept toises de large et trois toises et demi de profondeur et l'autre en potence sur la rue.

« D'importantes réparations durent y être exécutées après le rétablissement de la paix. »

ANTIPHONAIRE

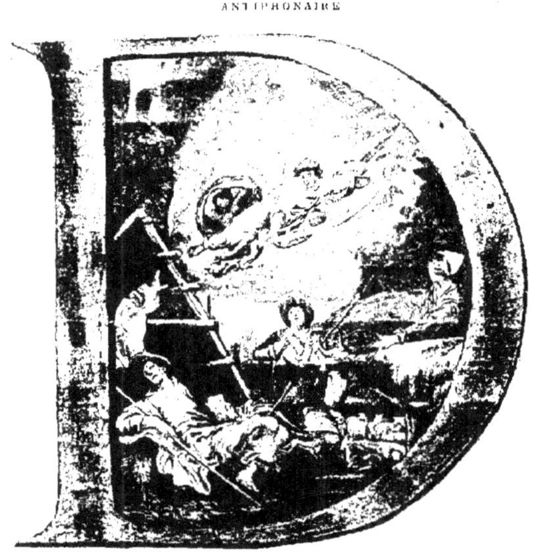

Lettre ornée

Par lettres patentes de mars 1602, le roi Henri IV autorisait la congrégation à résider en France, bâtir et édifier des hôpitaux.

En voici la teneur :

LETTRES PATENTES DU ROI HENRY IV

« Henry par la grâce de Dieu Roi de France et de Navarre : A tous présens et à venir, Salut. Nous avons par le rapport et bon récit de la Reine nôtre très-chère et très-aimée Compagne et Épouse, été assurez et informez de la singulière piété, dévotion, soin et affection envers les pauvres, des religieux de la Congrégation du devot Jean de Dieu, approuvée, confirmée et autorisée de l'autorité de nôtre Saint Père le Pape, et établie tant à Rome qu'ès autres plus notables Villes de l'Italie, et le bien et utilité que reçoit le public des Villes où leurs Hôpitaux sont jà fondez, pour être leur principal soin, travail, fonction et exercice, après le service de Dieu, de retirer, nourrir, traiter, panser, médicamenter, et faire enterrer les pauvres, et autres œuvres pieuses et charitables : desquels considérant que la même commodité et utilité se peut retirer par leur établissement en nôtre Roïaume, notamment en cette nôtre bonne Ville de Paris, où la multitude et abondance des pauvres qui s'y retirent, mérite et requiert bien d'être secourue, aidée et assistée de quelqu'ordre plus exact que celui qui s'observe ès Hôpitaux jà fondez et ordonnez en icelle. Pour ces causes, inclinant à la très humble prière de notre dite Épouse, et participant au zèle et singulière affection, que nous sçavons qu'elle a de voir ladite Congrégation et quelque Monastère de l'Ordre et Profession d'icelle établis en cette nôtre dite Ville, ou ès Fauxbourgs, pour le seul bien qu'elle désire et s'en promet aux pauvres, et la piété et la compassion qu'elle en a, ayant déjà choisi elle même et loué une maison assez propre et commode pour servir à la retraite d'aucuns desdits Religieux, désirant avancer autant qu'il sera possible, l'effet de ses saintes, pieuses et charitables intentions. Après avoir vu le pouvoir donné par Frère Paul Gallus, Frère Majeur et Général de ladite Congrégation, à Frère Jean Bonelle, par lequel il le choisit, nomme et constituë son Vicaire Général en notre Roïaume, pour en icelui, sous nôtre bon plaisir, ordonner, faire construire et édifier des Hôpitaux, et iceux régler et faire desservir et administrer par les formes, règles et statuts prescrits par l'institution d'icelle Congrégation, tels qu'ils sont ci-attachez avec la provision et pouvoir dudit Vicaire sous le contre-scel de nôtre Chancellerie. Nous avons audit Bonelle Vicaire Général d'icelle Congrégation, donné et octroïé et de nôtre grâce spéciale, pleine puissance et autorité Roïale, donnons et octroïons par ces Présentes signées de nôtre main, pouvoir et permission expresse,

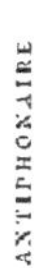

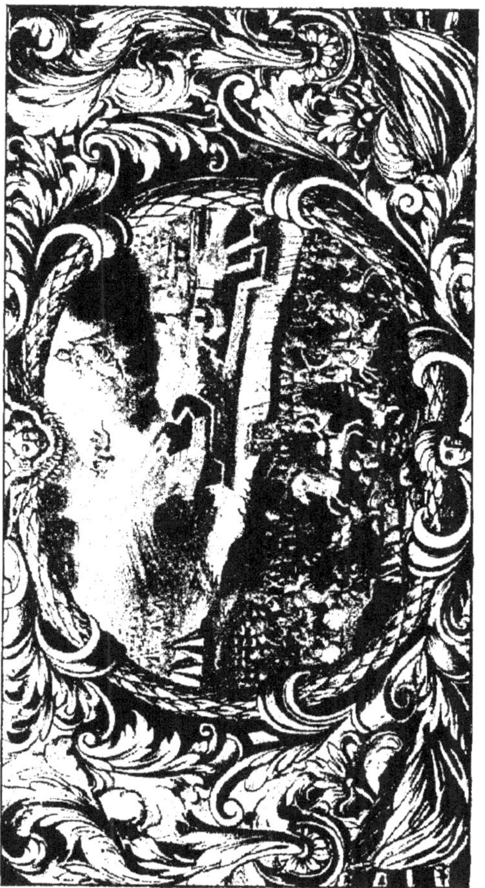

ANTIPHONAIRE

Prise de Jérusalem

tant pour lui que pour ses Confrères de ladite Congrégation, de demeurer et s'habituer en nôtre Roïaume, et
y vivre selon les Ordonnances, règles et statuts de
leurs vœux et professions; et à cet effet pour commencer
à donner lieu à leur établissement, voulons et Nous plaît,
qu'ils puissent faire bâtir et construire un Hôpital en
cette nôtre dite ville de Paris ou ès Fauxbourgs d'icelle,
esquels se pourront accommoder, avec une Église et les
logis, cloître, cellules et autres demeures, logements et
bâtiments qui leur seront nécessaires, pour y vivre,
demeurer et habituer avec les commodités requises et
necessaires, pour dignement vaquer en ce qui dépend
de leur dite profession, y faire le service divin, chercher
et mandier l'aumône des gens de bien esdite Ville et
Fauxbourgs, et autres lieux circonvoisins, pour la nourriture des pauvres malades, infirmes et nécessiteux qui
se retireront en leur dit Hôpital, et de leur nourriture
et entretennement avec iceux, de recevoir toutes et
chacunes les choses qui leur pourront être librement et
volontairement aumonées, leguées et délaissées pour leur
dit logement, constructions d'Hôpitaux et des dépendances, vivres, vestiaires, meubles, ustansiles, et autres
commoditez qui leur feront besoin pour leur dit établissement, et duëment s'acquitter des fonctions et œuvres
pieuses et charitables qui leur sont prescrites par leurs
dites règles, ordre et duëment selon l'intention des Dona-
taires, Légataires, et autres leurs bienfaiteurs, et les
lois, règles et statuts de ladite Congrégation. Si DONNONS
EN MANDEMENT à nos amez et feaux Conseillers, les gens
tenans nos Cours de Parlemens, Baillifs, Senechaux,
Prevots, ou leurs Lieutenans, et généralement à tous
nos Officiers, Justiciers et Sujets qu'il appartiendra que
ces Présentes ils fassent registrer, et du contenu et entier
effet d'icelles, fassent aussi, souffrent et laissent jouir et
user pleinement et paisiblement et à toujours, ledit
Bonelle Vicaire général, ses successeurs audit Vicariat,
et tous autres Religieux de ladite Congrégation, cessant
et faisant cesser tous troubles et empêchemens à ce
contraires; et si aucuns étoient jà faits, ou se faisoient
ci-après, ils le fassent incontinement réparer et remettre

au premier état et dû. Car tel est nôtre plaisir, et afin que ce soit chose ferme et stable à toûjours, Nous avons fait mettre nôtre Scel à cesdites Présentes, sauf en autres choses nôtre droit et l'autrui en toutes. Donné à Paris au Mois de Mars, l'an de grâce mil six cens deux, et de notre Règne le treizième.

« Signé : HENRY »

et sur le repli :

« Par le Roi. Signé : Poitier, avec paraphe. Et scéllés du grand Sceau en cire verte sur lacs de soïe. »

Ces lettres furent enregistrées au Parlement de Paris le quatorzième avril 1609, à la Chambre des Comptes le 27 juillet, et à la Cour des Aydes, le 18 août de la même année.

Les actes cités plus haut par Berty et les lettres de Henri IV nous fournissent déjà une indication suffisante sur l'époque où les frères entreprirent leur mission hospitalière.

Palma Cayet (édition Michaux), dans sa *Chronologie septénaire*, année 1604, va compléter ces indications.

Il s'exprime ainsi :

« Dans le Fauxbourg Sainct-Germain des Prés, se sont établis les *Frati ignoranti*, autrement dicts de Sainct Jean, lesquels sont très sçavants ès remèdes de toutes maladies. Ils s'appellent ainsi par une façon de modestie et ne recherchent pas les disputes de paroles. Ils sont hospitaliers, non seulement pour heberger les passants, mais aussi les malades, mesme de maladies dangereuses, les panser eux-mesmes de leurs mains, leur fournir des médicaments et les nourrir. »

Il y a donc de grandes probabilités pour que ce soit en 1602 que le premier asile ait été ouvert aux malades, contrairement aux indications données jusqu'ici, fixant à 1605 cette date, puisque déjà en 1604 Cayet nous fournit les indications citées plus haut, et que le dernier jour de février 1603 Gillet avait disposé, par bail, de sa maison en faveur des frères qui l'occupaient depuis un certain temps. L'emplacement qui leur avait été primitivement affecté se trouvait exactement à l'endroit occupé aujourd'hui par l'école des Beaux-Arts.

C'était là, en effet, que les Augustins avaient leur couvent, et l'*Histoire générale de Paris* en donne la confirmation par le passage suivant :

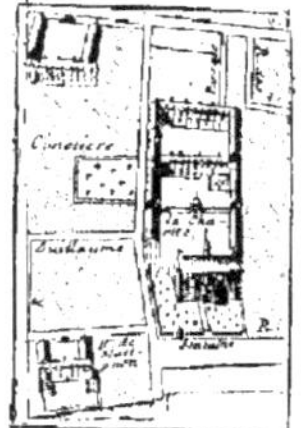

« Toutefois, un terrain d'un demi arpent, qui bordait la rue de la Petite Seyne et qui avait dépendu de la maison de Gillet, est le premier de ceux où fut établi le couvent de la Sainte Trinité, appelé dans la suite des Petits Augustins. »

Or, Marguerite de Valois, pour établir ce couvent, ayant manifesté le désir d'avoir la place occupée par les frères de la Charité, s'en empara le 4 septembre 1606 en les indemnisant par l'abandon d'une autre maison située sur des terrains formant l'encoignure de la rue des Saints-Pères et de la rue Taranne, expropriée depuis pour le percement du boulevard Saint-Germain. C'était alors l'hôtel de Sansac, et cette propriété a été le noyau autour duquel sont venus progressivement se grouper les bâtiments qui ont formé l'hôpital actuel, dont les dépendances s'étendaient, en 1613, de la rue Taranne à la rue Jacob.

Nous en trouvons de nouveau la preuve dans la *Topographie du vieux Paris* :

« L'hôtel de Sansac, y est-il dit, était la première des constructions qui commençaient immédiatement au-dessus du Pré aux Clercs. Le 27 avril 1542, Charles Thomas, conseiller au grand conseil, prit à bail des religieux de Saint Germain une pièce de terre de cinq quartiers, où, moyennant une dépense de quinze cents écus, il bâtit une

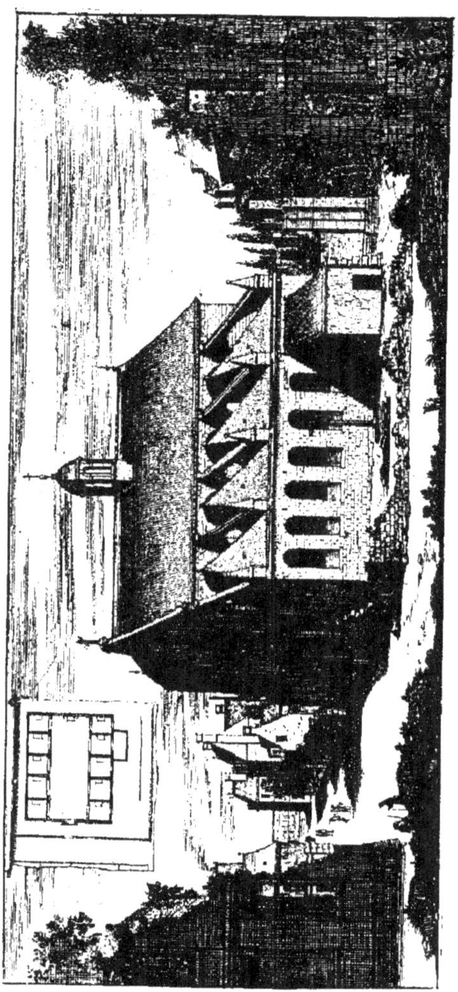

Chapelle Saint-Pierre

des belles habitations du faubourg. Mais la plus grande partie de ce terrain se trouvant sur le fonds du Pré aux Clercs, lequel avait été envahi par les moines, Thomas s'en vit dépossédé après la fameuse émeute de 1548 durant laquelle sa maison fut saccagée.

« Il obtint du reste en dédommagement, le 3 novembre 1553, un arpent retranché de la Courtille de l'Abbaye et il l'annexa à sa maison, de sorte que celle-ci, par ses dépendances, vint aboutir sur le chemin des fossés du monastère, rue Saint-Benoît.

« L'hôtel construit par Thomas fut ensuite acquis par Jean de Sansac qui, le 26 décembre 1579, le céda à Sébastien de Chauvigny, monnayer de France.

« Le censier de 1595 mentionne l'hôtel de Sansac comme étant alors en ruines et mis en criée. Nous voyons qu'il était effectivement très dégradé lorsque le 19 novembre 1601, moyennant sept cents écus, Louis Montheron, sieur de Fontaine Challendray, le vendit à l'orfèvre Jean Meurier. C'est de ce dernier qu'il fut acquis, le 4 septembre 1608, par le président aux enquêtes Mᵉ Pierre Lescalopier, au nom de la reine Marguerite.

« Cette princesse le donna aux frères de la Charité en échange de leur maison du quai, rue des Petits-Augustins, qu'elle se proposait d'englober dans son nouveau palais. »

Les premiers bâtiments de l'hôpital furent édifiés à l'angle du boulevard Saint-Germain et de la rue des Saints-Pères qui était à cette époque la rue Saint-Pierre.

Ils s'étendirent sur des terrains plantés en vignes et en jardins près d'une ancienne chapelle qui avait été la première paroisse du faubourg et était dédiée à Saint-Pierre, d'où le nom de la rue qui, en 1530, était dénommée « Chemin qui va de Sainct Pierre à la rivière » puis « rue Sainct-Pierre », vocable corrompu au xviiᵉ siècle en celui de « rue des Saints-Pères ». Au siècle de Louis XIV, on disait souvent : « rue de la Charité ».

Cette chapelle fut cédée à perpétuité, suivant accord du 27 août 1611, par le curé et les marguillers de Saint-

Sulpice aux frères de la Charité qui avaient déjà l'usage de cet édifice.

D'après un devis du 12 mai 1612, existant aux archives de l'Administration de l'Assistance publique, on se proposait d'agrandir le bâtiment de façon qu'il atteignît quatorze toises d'un bout à l'autre. L'ancienne construction fut abattue vers 1613, et, en cette même année, la reine Marguerite posa la première pierre d'une nouvelle église plus vaste, laquelle fut dédiée à saint Jean-Baptiste et inaugurée seulement au mois de juillet 1621. L'inscription suivante consacra le souvenir de cette solennité :

MARIA MEDICEA GALLIÆ ET NAVARRÆ
REGINA REGENS, FUNDATRIX
ANNO MDCXIII.

A en juger d'après un plan manuscrit de 1677, la nouvelle chapelle formait un rectangle d'environ quinze toises un pied de long sur cinq toises cinq pieds de large. Un croquis de 1548 et le plan de Quesnel donnaient à croire que l'ancien bâtiment avait aussi un chevet carré.

CHAPITRE III

Les terrains offerts par la reine ne pouvaient suffire à donner à l'hôpital l'extension nécessitée par l'affluence des malades qui se présentaient en grand nombre.

Les frères firent alors en 1637 une première acquisition d'une portion de terrain de trois cent soixante et une toises environ, située sur le clos des vignes que les religieux de Saint-Germain-des-Prés avaient vendu à un nommé Chatelain et que ce dernier leur rétrocéda.

Ils purent ainsi construire sur cet emplacement définitif de nouveaux bâtiments leur permettant l'installation de salles plus vastes, mieux aérées.

L'enclos des vignes dont il s'agit était situé entre les rues Jacob, Saint-Benoît, Taranne et Saint-Pierre.

D'après de vieux plans compulsés dans les archives de l'Administration et qui datent du xviie siècle, l'hôpital était désigné sous le nom de « Charité des hommes » ou « des Frères de la Charité ».

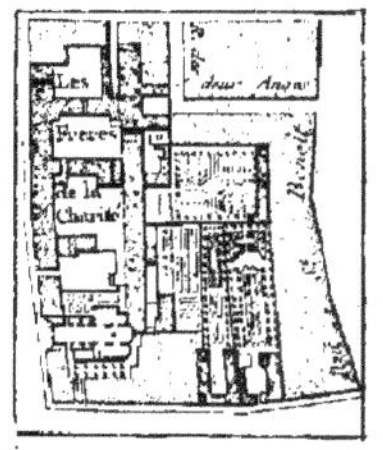

Cette première dénomination s'explique parce qu'à cette époque les hommes seuls y étaient admis.

Dès que les constructions furent achevées, la congrégation voulut faire du nouvel établissement le centre et la maison mère de son ordre. Les religieux en avaient l'entière direction, tant au point de vue administratif que médical. C'était là que les jeunes novices apprenaient la médecine, la chirurgie, la pharmacie et la chimie. Ils devaient en effet, pour être admis définitivement, avoir le titre de médecin ou chirurgien et connaître les sciences s'y rapportant. Le nombre primitif des lits dont pouvaient disposer les frères était malgré tout des plus modestes, vu l'exiguïté des locaux, et ce n'est que plus tard, vers 1742, qu'ils les augmentèrent sensiblement.

Dans sa *Description de Paris* (1765), Piganiol de La Force nous fournit à ce sujet des indications précises :

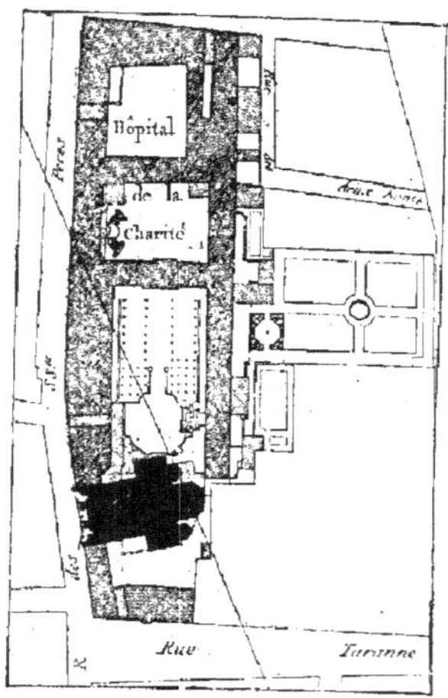

« Il y avait, en 1742, 150 lits distribués en trois sales (*sic*) qui ont 50 lits chacune. On n'y reçoit que des hommes et des garçons; encore faut-il que leurs maladies soient curables et que d'ailleurs elles ne soient ni contagieuses ni vénériennes. Chacun y a son lit particulier et y est servi gratuitement, avec une attention, une charité et une propreté admirables.

« Outre les trois sales dont je viens de parler, depuis le printemps jusqu'à l'automne, on en fait une quatrième pour les pauvres qui sont attaqués de la pierre et qui veulent se faire tailler. »

Cette saison avait été choisie pour que les opérations pratiquées pendant les beaux jours aient plus de chances de réussite.

Alletz, dans son *Tableau de la bienfaisance et de l'humanité* (1769), dit que :

« Les cours et les sciences s'y font avec la plus grande

exactitude et les plus grands maîtres y donnent leurs leçons. »

Et il ajoute :

« La communauté est d'environ cinquante frères, y compris les novices. Ils vivent des revenus qu'ils ont, des aumônes qu'on leur fait. Le tout forme une même manse avec les pauvres et ils n'ont rien à eux.

« Quand on veut faire mettre un malade à la Charité, il faut s'adresser au maître infirmier. Il n'y a aucune formalité pour y être admis, la seule condition est le besoin. Les malades ne sont point obligés d'y apporter quoi que ce soit; ils n'y usent pas même leur linge. La maison les fournit absolument de tout et ils ne paient aucun droit en entrant.

« Ceux qui ont fondé des lits ont le droit de nommer par préférence les sujets qu'ils veulent pour les occuper. Après la nomination des fondateurs, tous les citoyens, quelqu'ils soient, même du bas peuple, sont reçus, de quelque religion qu'ils soient.

« Cet hôpital a deux médecins, quatre frères apothicaires, deux chirurgiens jurés, deux frères et cinq élèves; en outre dix garçons chirurgiens, parmi lesquels il y en a qui gagnent la maîtrise en y servant cinq ans gratuitement. »

En 1775, le nombre des lits était de 199. Tenon, dans ses *Mémoires sur les hôpitaux de Paris* (1788), indique que la Charité, à l'époque de sa splendeur, comprenait six grandes salles renfermant 208 lits. On pouvait fonder un lit moyennant dix mille livres.

Le nombre des servants était de cent deux, environ un serviteur pour deux malades, chiffre évidemment fort élevé et exagéré. Cela tenait à ce que la maison hospitalière de la rue des Saints-Pères était le chef-lieu et le seul noviciat des trente-deux maisons que les frères possédaient en France. Ils administraient non seulement leur hôpital, mais préparaient les médicaments pour la plupart de leurs succursales.

Les salles de malades étaient toutes au premier étage ou placées sur des voûtes du côté de la rue Taranne. Au rez-de-chaussée se trouvaient la cuisine, le réfectoire, la lingerie, le vestiaire, l'apothicairerie, les endroits réservés aux études anatomiques, les services généraux.

Le second étage était occupé par les frères, les novices, les domestiques, contenait les salles d'assemblées, les infirmeries des religieux; on n'y logeait aucun malade.

L'hôpital de la Charité, pendant le XVIIIe siècle, était partout cité comme modèle au point de vue des soins donnés, de la propreté, de l'hygiène. L'isolement des malades, dont jusqu'alors on s'était fort peu préoccupé, devint une règle absolue, et on peut affirmer que c'est l'exemple suivi à la Charité qui servit de type, la mortalité étant beaucoup moindre que dans les établissements similaires.

Le docteur Laboulbène, dans sa leçon d'inauguration de l'*Histoire de la Médecine*, cite la réputation universelle dont jouissaient les moyens thérapeutiques employés.

Le traitement dit « de la Charité », ajoute-t-il, pour les intoxications saturnines était partout préconisé et donnait les meilleurs résultats. Tous les ouvriers atteints de coliques de plomb venaient, en effet, y chercher les soins que réclamait leur état.

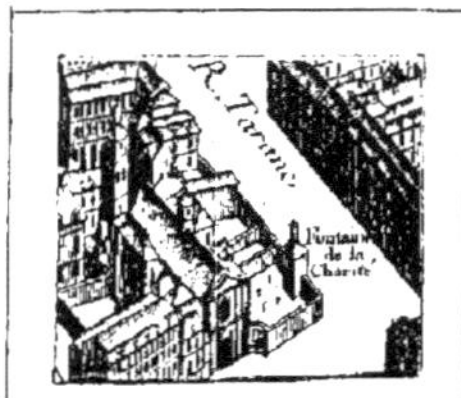

Scarron lui-même, goutteux et infirme, s'y faisait porter de la place Royale où il demeurait, pour y suivre un traitement spécial et y prendre des bains composés.

L'entrée principale au XVIIIe siècle n'était pas rue Jacob, mais rue des Saints-Pères, près de la chapelle occupée actuellement par l'Académie de médecine, en face de la rue Perronnet. Il n'y avait rue Jacob qu'un passage avec couloir attenant à un escalier.

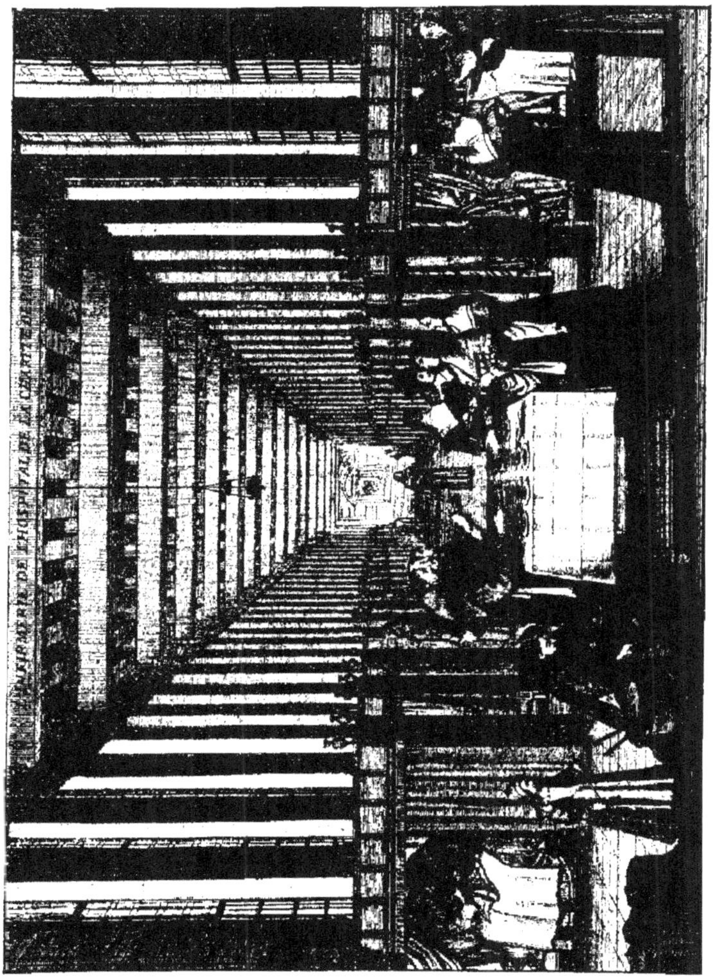
INFIRMERIE DE L'HOSPITAL DE LA CHARITÉ

Il existait aussi une autre entrée rue Taranne, près d'une fontaine située presque à l'angle du mur, sur laquelle se lisait cette inscription :

Quem pietas aperit miserorum in commoda fontem,
Instar aquæ, larga fondere monstrat opes.

que du Perier avait ainsi traduite :

« Cette eau qui se répand pour tant de malheureux
« Te dit : Répans ainsi tes largesses pour eux. »

Les frères de Saint-Jean-de-Dieu ont eu de grandes célébrités chirurgicales. Il y avait parmi eux des personnes ayant une véritable habileté manuelle.

Deux des leurs, frère Jacques et frère Cosme, sont notamment à citer:

« Jacques de Beaulieu, dit frère Jacques, né à Besançon en 1651, s'engagea dès l'âge de 16 ans et, s'étant lié par hasard avec un empirique qui faisait l'opération de la taille, il le suivit après avoir obtenu son congé. Il resta avec lui 5 ou 6 ans, et, n'ayant pas voulu l'accompagner en Italie, il le quitta et essaya de faire seul les opérations qu'il avait vu pratiquer tous les jours sous ses yeux. Quoiqu'il ignorât complètement l'anatomie et les règles de l'art, il réussit et sa réputation devint telle qu'il fut appelé à Amsterdam où il fit des cures qui répandirent son nom dans toute la Hollande. La Haye lui donna deux sondes en or, et à Bruxelles on lui décerna une médaille d'or. Frère Jacques, parvenu à l'âge de 60 ans, se retira en Franche-Comté où il mourut en 1714.

« C'est ainsi que l'hôpital de la Charité fut le principal théâtre des nombreux succès de frère Jacques.

« Frère Cosme illustra également par un talent de tout premier ordre l'hôpital des frères de la Charité (une salle actuelle porte son nom).

« Jean Baseilhac, connu sous le nom de frère Cosme, naquit en 1703 dans le diocèse de Tarbes. Il était fils et petit-fils de chirurgien, et le désir de s'instruire le conduisit à Lyon et à Paris. Il devint le chirurgien de l'abbé de Lorraine, évêque de Bayeux, mais, ayant perdu son protecteur en 1728, l'affliction qu'il ressentit de cette perte le détermina à entrer dans les ordres. Il s'appliqua principalement à l'étude des maladies de la vessie et, reconnaissant tous les dangers de l'opération dite taille latérale, il inventa le lithotome caché qui supprimait ces inconvénients. Il acquit une si grande habileté qu'il était considéré comme le premier opérateur de France, et pendant de longues années il prodigua ses soins aux riches, mais surtout aux pauvres pour lesquels il établit en 1753 un hôpital où ils étaient admis, opérés et servis jusqu'à leur guérison.

« Le frère Cosme mourut le 8 juillet 1781, laissant la réputation d'un grand chirurgien à ce point que les portes du cloître des Feuillants où il succomba furent enfoncées trois fois par la foule des pauvres qui venaient pleurer sur son cercueil. » (Émile Leguay.)

C'est à la Charité que Mareschal pratiqua ses merveilleuses opérations qui lui valurent par la suite la charge de premier chirurgien de Louis XIV.

Desault était un des plus célèbres chirurgiens du xviiie siècle, et ce qui montre l'immense talent de cet éminent professeur qui fut successivement chirurgien, major à la Charité et chirurgien en chef à l'Hôtel-Dieu, c'est que plusieurs souverains étrangers envoyèrent à Paris un grand nombre de jeunes étudiants pour se former à ses leçons. Ayant été arrêté pendant la Révolution, il se fit un tel vide dans l'enseignement qu'après trois jours de détention il fut rendu à la liberté sur les plaintes des malades et les réclamations des élèves. Il mourut le 1er juin 1795 après avoir été chargé de donner ses soins au fils de Louis XVI. malade au Temple.

Les frères possédaient également deux maisons de convalescence, l'une située rue du Bac, fondée en 1650 par Mme de Bullion, et l'autre au Petit-Montrouge sur l'emplacement actuel de la maison de retraite La Rochefoucauld.

Ces asiles étaient réservés aux malades sortant de la Charité et que leur état de santé précaire obligeait à quelques ménagements avant la reprise de leur vie habituelle.

Émile Leguay, dans une étude publiée en 1854, relève, d'après un mémoire présenté par les religieux, l'état des revenus dont ils disposaient.

En voici le tableau :

	Livres	Sols	Deniers
55 maisons dans Paris, louées.	74.865	14	1
2 maisons à Saint-Germain, louées	1.000	»	»
2 étaux à boucherie, à Beauvais.	300	»	»
1 moulin à vent et terres, près Paris . . .	525	»	»
Ferme de Chanteloup, louée.	1.181	2	»
Ferme des Corbins, louée.	3.000	»	»
8 domaines divers, affermés.	8.000	»	»
Rentes constituées.	54.596	15	2
Chaises de l'église, louées.	4.000	»	»
Aumônes fixes : Par le Roi	870	»	»
— Par le duc d'Orléans . . .	450	»	»
— Par le Chancelier	120	»	»
— Par les fermiers généraux .	400	»	»
— Par les Comédiens français.	180	»	»
Casuel : Chapitre de l'ordre	2.592	12	»
Provinciaux.	520	»	»
Église.	4.941	16	»
Quêtes dans Paris.	5.028	16	»
Legs sans charges	696	6	»
Troncs des églises.	184	16	»
Vente d'habits des malades décédés	2.254	»	»
Repas des professions.	260	»	»
Pension des novices.	3.768	»	»
Extraits mortuaires	207	»	»
Argent de successions	227	»	»
Vente de recoupes.	3.841	»	»
— de graisses	514	»	»
— de futailles	97	»	»
— de cuirs de bœuf et de mouton. . .	375	»	»
Total	179.599	17	3

Parmi les huit domaines affermés se trouvait celui du Pré du But ou des Essarts, donné à l'hôpital par Pierre-Ignace de Braux, premier baron de Champagne, marquis d'Anglure et du Pré du But, vicomte des Essarts, seigneur du Belay.

Leguay raconte que cette propriété rappelle un magnifique exemple de loyauté chevaleresque que je cite textuellement :

« Oger, premier seigneur du Pré du But, avait suivi le roi Philippe-Auguste en Terre sainte et, dans une rencontre avec les infidèles, fut fait prisonnier avec trois cents autres des siens auxquels Saladin fit trancher la tête, à l'exception toutefois des huit chefs principaux dont il espérait obtenir une forte rançon. Oger fut du nombre de ceux que le sultan épargna, et, seul de ses compagnons d'infortune il ne put se racheter parce que ses parents et amis, ayant cru sans doute qu'il avait partagé le sort commun des prisonniers, ne tentèrent aucune démarche pour le tirer de l'esclavage. Alors le seigneur du Pré du But engagea sa parole à Saladin que, s'il voulait lui permettre de retourner en France pour faire la somme à laquelle avait été fixé le prix de sa rançon, il la lui rapporterait fidèlement. Le sultan y ayant consenti, Oger revint en Europe et, exact à remplir sa promesse, il retourna en Égypte avec sa rançon.

« Saladin était un barbare magnanime et fut vivement touché de la loyauté du seigneur du Pré du But et, non seulement il lui remit toute sa rançon, mais encore il lui fit des présents considérables, à la condition cependant qu'il porterait lui et l'aîné de tous ses descendants son nom et ses armes. C'est ce qu'on a toujours observé depuis dans la famille d'Anglure où les fils aînés conservent le nom et les armes de Saladin. »

En dehors des revenus dont il est fait mention ci-dessus, les frères continuaient à jouir des privilèges, exemptions et immunités qui leur furent confirmées par les lettres patentes ci-après de Louis XIII en août 1628 et par Louis XIV en décembre 1643 :

LETTRES PATENTES DU ROI LOUIS XIII

« Louis, par la grâce de Dieu, Roi de France et de Navarre : à tous presens et à venir, SALUT. Sçavoir faisons avoir reçu l'humble supplication de nos chers, bien aimez et dévôts orateurs les Vicaires, Général, Prieurs et Religieux Hospitaliers de l'Ordre et Religion du Bienheureux Jean de Dieu en ce Royaume, contenant que le feu Roi Henry le Grand d'heureuse mémoire nôtre très honoré Seigneur et Père, par ses Lettres Patentes du mois de mars mil six cens deux auroit à la pieuse recommandation de la Reine son Épouse, notre très-honorée Dame et Mère, reçû la Congrégation du Bienheureux Jean de Dieu ; et permis à Frère Jean Bonnelle, lors Vicaire Général de ladite Congrégation en France, de s'habituer et demeurer en notre dit Royaume, avec ses confrères Religieux d'icelle Congrégation et y bâtir et construire des Couvents et Hôpitaux pour charitablement reçevoir, loger, nourrir, panser et médicamenter les pauvres malades et nécessiteux, leur administrer les Saints Sacrements, faire le service divin, enterrer les Trépassés, et vivre selon leur pieux Institut, et à cet effet, tant par lesdites lettres que par autres ses Lettres Patentes du mois de Janvier 1610 leur auroit donné à perpetuité pouvoir et permission d'aller chercher, quêter et mandier les aumônes des gens de bien dans les Églises Paroissiales, autres Églises et Monastères et partout ailleurs, soit en nôtre Ville de Paris, Capitale et principale de nôtre dit Royaume, Fauxbourgs et lieux circonvoisins d'icelle, que par tout notre dit Royaume. Reçevoir les choses qui leur seroient librement et volontairement aumônées, leguées et délaissées. Se faire recommander aux prônes desdites Églises, et en icelles avoir Troncs et Bassins et personnes idoines pour recüeillir les charitez, aumônes et bienfaits qui leur seroient donnez: comme aussi d'acheter aux jours de Carème et autres jours de jeûne et d'abstinence commandez par l'Église, toutes viandes et choses nécessaires pour la nourriture et traitement desdits pauvres malades ; priant et mandant à tous Archevêques et autres Écclésiastiques ses Sujets : ordonnant à ses Cours de Parlement, Justiciers et Officiers que besoin feroit chacun en droit foi, d'observer et faire observer et garder lesdites Lettres, et du contenu en icelles faire jouïr et user ledit Bonnelle, ses successeurs audit Vicariat et tous autres Religieux de ladite Congrégation, pleinement, paisiblement et à toujours, sans y contrevenir en aucune manière. Lesquelles mission, réception et établissement, pouvoir et permission avec leur entière vérification, nous aurions à nôtre dit avènement à la Couronne, par l'avis et prudent Conseil de la Reine nôtre dite très-honorée Dame et Mère, agréé, approuvé, ratifié et confirmé. Et en outre donné et aumoné aux supplians et à leurs successeurs esdites charges à perpetuité, plusieurs dons, privilèges et exemptions, pour aider à subvenir aux grands frais et dépenses qui leur étoient besoin de faire et continuer sans dilation à la Construction des Églises, Oratoires, Infirmeries, Cellules et autres bâtiments des Couvents et Hôpitaux établis et à établir en nosdits Royaumes, Païs et terres : ornements, meubles, ustensiles d'iceux, nourriture, médicaments et entretennement desdits pauvres malades, blessez et Religieux, de leurs Officiers et serviteurs, même les aurions avec leurs hommes et bétail, appartenances, et dépendances, par nos Brevets des 6 Juillet 1620 et 6 Février 1623 pris et mis en notre protection et sauve-garde speciale envers et contre tous et en celle de notre très-cher et bien-aimé Cousin le Cardinal de Richelieu, que nous leur aurions donnez pour Père spirituel sous notre autorité comme ci-devant aux feux Sieurs Cardinaux de Bonzy, de Rets et Évêque de Chartres, et iceux maintenus et gardez en la possession et joüissance desdits Couvents et Hôpitaux et de tous les Statuts, pouvoirs, privilèges, exemptions, règles et Constitution d'iceux. Fait défense à toutes personnes de quelques qualité et condition qu'elles fussent de les y troubler et empêcher, méfaire ni médire, directement ou indirectement sur peine de punition exemplaire, en vertu desquelles Lettres et Brevets, des Arrêts, jugemens, sentances et consentemens donnez sur la vérification et exécution d'iceux, tant par nous que par nos Cours, Parlemens, Chambre des Comptes, Cour des Aydes, Trésoriers de France, Prévôts, Élûs et Grenetiers audit Paris, que par les Archevêques et Évêques, des 13 Septembre 1602, quatorze Avril, dernier jour de May, 12 et 18 Aoust 1609, du mois de Janvier 1610, vingt-trois Février, du mois d Aoust et premier jour de Septembre 1611, Lesdits supplians auroient par leurs vigilances, peines et travaux, fait construire et bâtir le couvent et Hôpital Saint Jean Baptiste dudit Ordre établi en notre Ville de Paris, des aumônes et bienfaits de nôtre dit Seigneur et Père, de nous et des Reines nôtre Mère et Épouse, et de plusieurs autres particuliers, gens dévots et pieux et commencé la construction et établissement de certains autres semblables Couvents et Hôpitaux en nos villes de Poitiers, Moulins, Cadillac et Niort, esquels ils ont incessamment exercé de tout leur pouvoir, zèle, dévotion et charité leur pieux Institut envers les pauvres malades et blessez, lequel pieux Institut, iceux Supplians desireroient exercer esdits Couvents et Hôpitaux en toute pureté et d'autant plus encore que ladite Congrégation est érigée en vraïe Religion et Ordre de la Charité sous la règle de Saint Augustin, et les vœux, Regles, Constitutions, pouvoirs et fonctions definitivement decidez et terminez par les Bulles et Brefs Sa Sainteté, intervenus sur iceux le 13 Février 1617, 16 Mars 1619 et 20 Juin 1624 pour être reçus par toute la Chrétienté, à l'augmentation de la gloire de Dieu, au salut des âmes et soulagement des pauvres malades et nécessiteux, dont ils requereroient l'entière exécution, et pour cet effet qu'il nous plût n conséquence dudit rétablissement, qui est Royal, reçû par tous les Ordres, approuver et autoriser l'érection de ladite Congrégation en Religion et Ordre de la Charité du Bienheureux Jean de Dieu, et derechef protéger, maintenir et garder à perpétuité lesdits Supplians en ladite qualité de Religieux Hospitaliers dudit Ordre et Religion de la Charité, ès Status, privilèges et exemptions, dons, octrois, défenses, libertez, franchises et immunités portez par lesdites Lettres Patentes, Arrêts, Bulles et Brefs et autres pièces ci-dessus dattées, declarées, spécifiées, et sur icelles leur octroïer nos Lettres. A ces causes, nous dûement informez du bon devoir que lesditz Religieux ont rendu et rendent incessamment aux pauvres malades nécessiteux, membres de JESUS CHRIST, signamment envers ceux qui sont affligez de fièvres chaudes, de la pierre, gravelle, ruptures, descentes de boyaux, et membres pourris et gâtez, et de la grande expérience et connaissance qu'iceux Religieux ont en la cure desdites maladies et autres inconnües, inclinant à la juste Requête des Supplians, et à la singulière recommandation qui nous en a été faite par la Reine nôtre très honorée Dame et Mère leur première fondatrice, par plusieurs Princes, Prélats, Officiers de la Couronne, Seigneurs et grands personnages étant près de nous et désirant tant qu'il nous est possible le parfait établissement de l'Hospitalité dudit Ordre et Religion de la Charité, où la piété est si grande en toutes les bonnes Villes, lieux et endroits commodes de notre obeïssance, pour participer au mérites des bonnes œuvres et prières qui s'y font et feront à l'avenir, à l'imitation de nos aïeuls Rois d'éternelle mémoire, Fondateurs des anciens hôpitaux et lieux pieux de notre dit Roïaume, après avoir fait voir en notre Conseil lesdites Lettres, Brevets et Arrêts, Bulles et Brefs, et autres pièces dont les copies collationnées sont ici attachées sous le contre-scel de notre Chancellerie. De l'avis de notre dit Conseil et de nos certaine science, grâce spéciale, propre mouvement, pleine puissance et autorité Roïale, par ces présentes signées de notre main, avons reçu, approuvé, autorisé, confirmé et homologué : recevons, approuvons, autorisons, confirmons et homologuons l'érection de ladite Congrégation du Bienheureux Jean de Dieu en vraie Religion et Ordre de la Charité, faite par Sa Sainteté, et conformement à ladite erection, dit, declaré, statué et ordonné : disons, declarons, statuons et ordonnons lesdits Supplians et leurs successeurs Religieux Hospitaliers dudit Ordre et Religion de la Charité du Bienheureux Jean de Dieu, et tels dorénavant et a toujours dits, nommez, tenus, censez et réputez par tous nos Royaumes, peuples et sujets, et de nos successeurs Rois et a iceux en cette qualité, en tant que besoin est ou seroit, d'abondant donné, concedé et aumoné, donnons, concedons et aumonons par ces mêmes présentes tous et chacuns les pouvoirs, permissions, privilèges, exemptions, dons susdits à eux concedez par nosdistes Lettres, Brevets et Arrêts, pour en jouïr et user conformément auxdites Règles, Constitutions, vœux, fonctions, droits et concessions contenus esdites Bulles et Brefs. Et en outre donné et concédé à perpétuité les mêmes privilèges, exemptions et immunitez dont jouïssent les autres Religieux Mandians, et les avons maintenus et gardez en la possession et jouïssance d'iceux, et pris et mis en notre protection et sauve-garde spéciale, et de notre dit Cousin le sieur Cardinal de Richelieu leur père spirituel, sous notre autorité envers et contre tous. Et faisons itératives et très-expresses inhibitions et défenses à toutes personnes de quelque état et condition qu'elles soient, d'aucune chose attenter ou innover contre les Règles et Constitutions, troubler ou empêcher lesdits Religieux et leurs supérieurs en la fonction de leurs charges, leur méfaire ni médire directement ou indirectement. Voulons et Nous plaît qu'icelles Bulles et Brefs, Règles et Constitutions, et nos présens vouloirs et intentions, soient réellement et de fait executez et inviolablement observez de point en point selon leur forme et teneur sans aucune difficulté. Que lesdits Supplians et leurs Confrères Religieux Hospitaliers dudit Ordre et Religion de la Charité du Bienheureux Jean de Dieu, puissent faire, continuer et parachever la construction des Couvents et Hôpitaux jà commencez en nosdites Villes de Paris, Poitiers, Moulins, Cadillac et Niort, et en faire bâtir d'autres en toutes les bonnes Villes, lieux et endroits commodes de notre obeïssance que besoin sera, où ils seront requis et admis, du consentement des Évêques des lieux, Maires, Échevins et Consuls des Villes, pour y exercer charitablement envers les pauvres malades et blessez le pieux Institut dudit Ordre et Religion, ainsi qu'il est porté par lesdites Règles et Constitutions. Qu'ils puissent et leur soit loisible de s'assembler et tenir chapitres ordinaires, provinciaux, intermèdes, toutes et quantes fois que semblera bon aux Supérieurs d'icelui Ordre et que besoin sera, en la manière accoutumée pour les affaires et necessitez de leurs Maisons, Ordres et Religion, chacun en droit foi. D'acheter en gros et en détail de la viande, volaille, œufs et autres choses pour la nourriture des pauvres malades, et jours de Carême et autres jours de jeûne et d'abstinence commandez par l'Église, même icelle faire habiller dans l'enclos de leurs Hôpitaux. Faire mettre et apposer nos Armes, Pannonceaux et Bâtons roïaux sur les portes et lieux éminents desdits Couvents et Hôpitaux qu'ils voudront. D'acquérir Maisons, terres, possessions et autres biens meubles et immeubles, et recevoir les legs et donations

qui leur seront faits pour emploïer à ladite hospitalité, en
obtenant de Nous les Lettres d'amortissement sur ce nécessaires, qu'ils aient pour leur Couvent de Paris leurs causes
commises en première instance par devant nôtre Prévôt de
Paris, et pour leurs autres Maisons faites ou à faire, qu'ils
aïent leurs causes commises ès Présidiaux ou Sièges Roïaux
des lieux où ils sont et seront ressortissants, soit en demandant ou défendant en leurs noms, ou aïant droit de garantie
ou autrement. Comme aussi pouvoir et privilège spécial
d'aller et envoïer quêter, mandier et recueillir et tous tems
les aumônes et bienfaits des gens devôts et pieux, du consentement des Évêques, dans les Églises Cathédrales, Collé-
giales, Chapitres et autres Églises Parrochiales, Monastères,
et par toutes les Villes, Bourgs, Bourgades, Lieux, Maisons
et endroits de notre obeissance. Et pour cet effet faire publier
les Indulgences qui leur sont et seront concédées par nos
Saints Pères et Diocésains ès saints tems de Jubilé, Fêtes
solennelles, et autres jours de dévotion, suivant leurs Mandements et Permissions, sans aucune exception. Se faire
recommander aux Prones et Prédications esdites Églises, et
d'avoir en icelles troncs et bassins, et personnes idoines de
l'un et l'autre sexe. A quoi Nous prions et requerons tous
Archevêques, Évêques, leurs officiaux, Vicegérans, Doyens,
Chanoines et Chapitres, Curez, Vicaires et autres Ecclésias-
tiques, de leur tenir la main sans y contrevenir en aucune
manière, afin que tous les bienfaiteurs soient participants
aux bonnes œuvres et prières qui se feront esdits Couvents et
Hôpitaux: et faisons très expresses et itératives inhibitions et
defenses à toutes personnes généralement quelconques, de
troubler et empêcher lesdits Supplians et leurs successeurs,
même aux Directeurs et Commissaires des Bureaux des
Pauvres et tous autres. Si donnons en mandement à nos amez
et feaux Conseillers les Gens tenans nos Cours de Parlement,
Chambres, Chambres des Comptes, Cour des Aydes, Baillis,
Sénéchaux, Prévôts, Viguiers, Allouez: et à tous autres nos
Justiciers et officiers qu'il appartiendra, que ces Présentes
ils fassent lire, publier, et registrer, et de tout le contenu
en icelles, jouïr et user lesdits Supplians, Religieux et Hospitaliers, pleinement et paisiblement à perpétuité, sans leur
faire ni permettre, ni souffrir qu'il leur soit fait, mis ou donné

aucun trouble, ou empêchement au contraire, nonobstant tous Édits, Ordonnances, Mandements, Défenses, Arrêts, Procédures, Lettres, Privilèges, et autres choses à ce contraires, auxquelles et aux dérogatoires des dérogatoires, Nous avons dérogé et dérogeons par cesdites Présentes. Et afin que ce soit chose ferme et stable à toujoûrs, Nous avons fait mettre et apposer notre Scel à ces Présentes, sauf en autre chose notre droit et l'autrui en toutes. Et pour ce que l'on en pourra avoir affaire en plusieurs et divers lieux, Voulons qu'au *Vidimus* d'icelles collationnées par l'un de nos amez et feaux Conseillers et Secrétaires, foi soit ajoutée comme au propre Original : Car tel est notre plaisir. Donné au Camp devant la Rochelle, au mois d'Août, l'an de grâce mil six cens vingt-huit et de nôtre règne le dix-neuvième.

Et plus bas,   « *Signé :* LOUIS. »

Par le Roi, Phelypeaux avec paraphe. Et est écrit Visa. Et scellées du grand Sceau de cire verte, sur lacs de soïe verte et rouge, avec contre-scel de pareille cire sur semblables lacs.

« Lesdites Lettres ont été registrées au Parlement de Paris le 15 Février 1631, à la Chambre des Comptes le 25 Mai de la même année, et à la Cour des Aydes le 13 février 1632. »

LETTRES PATENTES DE LOVIS XIV

« *Roi de France et de Navarre, portant confirmation des Privilèges accordez aux Religieux et à l'Ordre de la Charité.*

« Louis par la grâce de Dieu Roi de France et de Navarre : a tous présens et a venir : Salut. Nos bien aimez et devots orateurs les Vicaire Général, Provinciaux, Prieurs et Religieux des Couvents et Hôpitaux de l'Ordre de la Charité du Bienheureux Jean de Dieu, établis en nos Villes de Paris, Poitiers, Moulins, La Rochelle, Niort, Roye et autres lieux de notre Royaume, Nous avons fait très humblement remontrer que nos très honorez aieul et Père d'heureuse mémoire, que Dieu absolve, leurs auroient concedez plusieurs beaux, dons et Privilèges en faveur des pauvres malades qu'ils gouvernent dans leurs Hôpitaux, par leurs lettres Patentes des mois de Janvier 1602, Janvier 1610, Aoust et 22 Décembre 1611, Mars 1612, 19 Janvier et 9 Février 1617, Avril 1620, Aoust 1628, Avril 1633, Décembre 1640, et du mois d'Avril 1642, desquels dons et Privilèges lesdits Supplians ont toûjours et düement joüi et usé comme ils le font encore à présent, mais ils doutent que pour le decez avenu à notre dit feu Seigneur et Pere n'aïant obtenu nos Lettres de confirmation y être troublez et empêchez, ce qui les a fait recourrir à nous pour avoir nos Lettres nécessaires; requerant icelles. A CES CAUSES, après avoir fait voir en notre Conseil lesdites Lettres et autres pièces ci-attachées sous le contre scel de notre Chancellerie, aïant agréable le contenu en icelles, et désirant favoriser ledit Ordre a l'imitation de nos très-honorez Pere et aïeul ; et participer aux prières desdits Supplians et des pauvres infirmes membres de JESUS-CHRIST notre Seigneur, de l'avis de la Reine Régente notre très-honorée Dame et Mère, avons lesdits Religieux Supplians, maintenu, continué, confirmé; maintenons, continuons, confirmons par ces presentes signées de notre main, en tous et chacuns les droits, Privilèges contenus et mentionnez esdites Lettres Patentes, pour joüir d'iceux comme ils ont ci-devant bien et düement joüi et joüissent encore à present, le tout et conformement à l'Arrèt et Règlement de notre Conseil : et en outre en considération de la grande dépense que lesdits Supplians font en leurs dits Hôpitaux au traitement, nourriture et médicamens des soldats malades et blessez qui s'y réfugient en allant et retournant de nos armées de terre et de mer : et à ce que la communication de nos bienfaits soit égale ausdits Hôpitaux, où les fonctions et exercices de charité sont semblables, nous leur avons de nos grâces spéciales donné et concédé, donnons et concédons par cesdites présentes à perpetuité, les mêmes privilèges, exemptions et immunitez dont joüit leur Hôpital de la Charité de Paris. SI DONNONS EN MANDEMENT à nos amez et feaux Conseillers les gens tenans nos Cours de Parlemens, Chambres des Comptes, Cour des Aydes, Baillifs, Sénéchaux, Prévots et tous autres nos Justiciers et Officiers qu'il appartiendra, que ces présentes ils fassent publier et registrer, et de tout le contenu en icelles, jouïr et user lesdits Supplians Religieux Hospitaliers, pleinement et paisiblement à perpetuité sans leur faire, ni permettre, ou souffrir qui leur soit fait mis ou donné aucun trouble ou empêchement au contraire : et afin que ce soit chose ferme et stable à toûjours ; nous avons fait mettre et apposer nôtre scel à cesdites présentes, sauf en autre chose nôtre droit et l'autrui en toutes : et pour ce qu'on en pourra avoir affaire en plusieurs et divers lieux : Voulons qu'au *Vidimus* d'icelles collationnées par l'un de nos amez et feaux Conseillers et Secrétaires, foi soit ajoutée comme au propre original. CAR tel est notre plaisir. DONNÉ à Paris au mois de Décembre, l'an de grâce 1643 et de nôtre règne le premier.

« *Signé :* LOUIS. »

« Et sur le reply,

« Par le Roy, la Reine Régente sa mère présente. Signé : LOMÉNIE, et scellés du Grand Sceau de cire verte en lacs de soïe rouge et verte.

« Lesdites Lettres ont été registrées au Parlement de Paris le 23 février 1644 et à la Cour des Aydes le 19 mars de la même année. »

CHAPITRE IV

Avant d'étudier les actes relatifs à la Charité pendant la Révolution, il est important de rappeler ce qui était commun à tous les établissements hospitaliers et de préciser la situation qui leur était faite de 1789 à 1801.

Dans le recueil des lois, ordonnances et décrets publié en 1887, sous les auspices de M. Peyron, par M. Gory, inspecteur de l'Administration générale de l'Assistance publique, nous allons trouver les éléments nécessaires à cette notice historique.

En 1789, deux administrations principales se partageaient les établissements de bienfaisance : le bureau de l'Hôtel-Dieu et celui de l'Hôpital général.

Il y avait bien un nombre assez considérable d'hôpitaux, hospices et autres institutions de charité dirigés par des administrations particulières appartenant à des corporations ou congrégations ayant des règlements spéciaux.

François Ier, par lettres patentes du 5 novembre 1544, avait également institué le grand Bureau des pauvres qui avait eu une importance considérable jusqu'à l'établissement de l'Hôpital général en 1656.

La Charité se trouvait parmi les hôpitaux régis par des règlements particuliers et était un des plus importants.

Enfin, à côté de ces établissements destinés à soigner les malades et des hospices, les paroisses avaient des bureaux de charité qui venaient en aide à l'action trop restreinte du grand Bureau des pauvres.

Dès le début de la Révolution, la question de la réforme hospitalière, dont on s'occupait déjà depuis plusieurs années, se présenta avec plus d'insistance.

Le 22 décembre 1789, l'Assemblée nationale chargeait par décret les administrations de département, sous l'autorité du roi, de l'inspection et de l'amélioration du régime des hôpitaux et établissements de charité.

Ce décret, en instituant une autorité commune, anéantissait l'indépendance des anciennes administrations hospitalières et faisait cesser l'isolement dans lequel elles se trouvaient les unes par rapport aux autres.

Par un arrêté du Directoire du 11 avril 1791, la direction des hôpitaux de Paris était confiée à une commission de cinq membres.

L'administration de ces établissements cessa d'appartenir au département et fut prise par la Commune de Paris, mais un décret de la Convention du 12 germinal an II (1er avril 1794) remplaça le pouvoir exécutif par douze commissions dont une était chargée des secours publics.

La loi du 11 fructidor an II (29 août 1794) attribua à la commission des secours publics la surveillance des hôpitaux, et celle du 10 vendémiaire an IV (20 octobre 1795) plaça la direction des hôpitaux dans les attributions du Ministère de l'intérieur.

Enfin, un arrêté des consuls du 27 nivôse an IX (17 juin 1801) confia l'administration des hôpitaux et hospices civils de Paris à un conseil général assisté d'une commission administrative dont le Préfet de la Seine et le Préfet de police étaient présidents nés.

L'hôpital de la Charité devint l'hospice de l'Unité.

Dans un rapport qui fut présenté à l'Assemblée nationale en 1790 sur les services hospitaliers, il est fait mention que l'hospice de l'Unité renfermait alors deux cent seize lits où chaque malade couchait seul.

Cette constatation actuellement pourrait sembler étrange, mais il ne faut pas oublier que c'était une amélioration notable

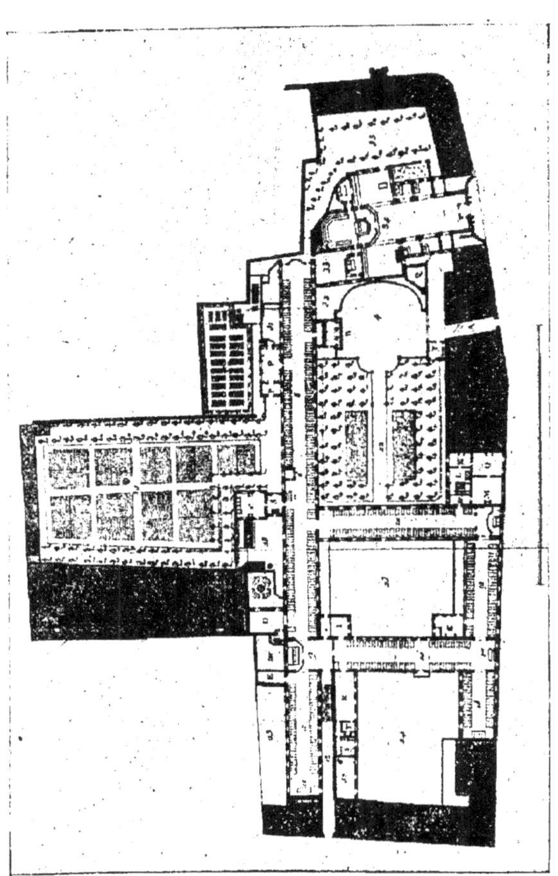

signalée puisqu'à l'Hôtel-Dieu plusieurs malades occupaient un même lit.

Sur ces deux cent seize lits, cinquante et un étaient entretenus avec les revenus propres de l'hôpital et cent soixante-cinq étaient alimentés par des fondations particulières.

En 1790, également, Antoine, architecte de la Monnaie, ajouta une aile aux bâtiments déjà existants.

Malgré le décret du 22 décembre 1789 qui confiait la surveillance des établissements charitables à l'administration civile, les frères furent autorisés à continuer leur œuvre hospitalière, mais les ressources dont ils disposaient pour entretenir l'établissement diminuant sensiblement, ils durent exposer aux pouvoirs publics la situation nouvelle qui leur était faite.

Nous allons trouver dans les documents inédits, recueillis et publiés par M. Alexandre Tuetey sur les hôpitaux et hospices pendant la Révolution, des pièces fort intéressantes à consulter et qui nous permettront de suivre la marche des événements avec des données certaines jusqu'au départ des religieux.

La première, inscrite sous le n° 128, est du 8 mars 1790 et est ainsi conçue :

« Monsieur le Président de l'Assemblée nationale,

« L'ordre de la Charité m'a présenté un mémoire que j'ai mis sous les yeux du bureau de ville et que la municipalité m'a chargé de vous adresser.

« Je ne vous parlerai pas, Monsieur le Président, de la nécessité de conserver un ordre aussi utile, aussi nécessaire à la société que celui de ces religieux hospitaliers. Je crois que l'intention de l'Assemblée n'est pas de détruire un ordre dont l'utilité est bien sentie, mais sa conservation est impossible si les religieux n'obtiennent pas de l'Assemblée nationale la permission de recevoir des novices et si les novices ne sont pas admis ensuite à faire des vœux restreints et dont la durée serait limitée par exemple à trois ans. Je vous supplie, Monsieur le Président, d'avoir la bonté de mettre sous les yeux de l'Assemblée nationale la réclamation que j'ai l'honneur de vous adresser.

« Je me suis prêté d'autant plus volontiers à vous présenter cette réclamation que son succès est lié à l'intérêt de la société tout entière.

« Je suis avec respect, Monsieur le Président, votre très humble et très obéissant serviteur.

« Signé : BAILLY.
« Maire de Paris. »

Cette pièce est accompagnée de la requête ci-après, adressée à l'Assemblée nationale :

« 23 mars 1790

« A nos seigneurs composant l'Assemblée nationale,

« L'ordre de la Charité attend toujours avec confiance que vous daigniez prendre en considération l'adresse présentée par le supérieur général à l'auguste Assemblée pour le soutien de l'hospitalité qu'elle sentira l'importance de prononcer incessamment en faveur de cet ordre hospitalier, sinon pour permettre qu'il reçoive des novices, puisque aucune loi ne le lui défend, mais pour faire connaître à ceux qui auraient l'intention de se consacrer au service des pauvres que ce n'est pas contrarier les vues de l'Assemblée et pour détruire les bruits populaires que cet ordre peut être enveloppé dans la suppression des autres réguliers. Cette faveur, nos seigneurs, est digne de vous et sera conforme aux décrets pleins de sagesse, d'humanité et de patriotisme qui émanent de notre auguste Assemblée.

« Signé : FRÈRE CLÉMENT YVES.
« Supérieur général de l'ordre. »

Notice sur le service de l'hôpital de la Charité remise en mai 1790 par le père Stanislas Cordier, procureur de la Charité :

« Les malades sont reçus dans l'hôpital les lundy, mercredy et vendredy, jours où en renvoie les malades guéris. Lorsque les circonstances l'exigent, on peut les recevoir et renvoyer tous les jours.

« On ne leur laisse des hardes qu'ils apportent que celles

de dessous et jamais leurs chemises, chaussures et bonnets que la maison fourny, ainsy que la robbe de l'hôpital que personne n'est dispensé de mettre.

« Les hardes de dessus, linges, souliers, bonnet ou chapeau sont enveloppés sous un numéro qui est répété au bras du malade par un parchemin roulé qui est attaché et sur le registre d'entrée. Le tout est remis à la caze de ce numéro ou garde robbe où il y a autant de cazes que de lits; si le malade sort on luy rend ce qu'il a apporté ; s'il meurt, le tout appartient à l'hôpital. Dans ce tout on n'entend que ce qui sert à vêtir ; quelque argent, bijoux, des billets, des effets seraient rendus, ainsy qu'une somme considérable.

« Le lit de chaque malade est composé du bois, d'une paillasse, d'un matelas qui est rebattu très souvent, de deux couvertures, de 4 paires de draps, d'un traversin, d'un oreiller, d'une housse de drap vert pour l'hiver, d'une pour l'été en bazin, plus d'un bassin à cracher, d'une tasse, d'une cuiller, d'une écuelle, d'un petit plat, le tout en étain. Il y a aussi des biberons pour alimenter les plus malades, des bassins aussi d'étain entourés de bourrelets, des urinaux de fer blanc et d'étain pour ceux qui ne peuvent se lever et des chaises de commodités à raison d'une pour deux lits.

« Les malades sont dirigés par deux médecins de la Faculté de Paris; ils servent par semestre. L'un d'eux vient tous les jours à 6 heures du matin. Deux religieux, l'un apothicaire, l'autre infirmier, écrivent ce qu'il ordonne et c'est sur cette ordonnance qu'on les conduit, sauf les événements qui peuvent arriver dans les 24 heures et auxquels l'infirmier, qui est toujours un homme de santé, pourvoit. Les blessés, que le médecin voit aussi, ont deux religieux chirurgiens, un major, un substitut, un gagnant maîtrise séculiers. Tous ces officiers sont à la nomination du prieur ; on en excepte le gagnant maîtrise qui doit son état à sa capacité, jugé par le collège de St Cosme. Les pansements, les opérations se font entre huit et neuf heures du matin; il y a plusieurs élèves, tant en religieux qu'en séculiers qui pansent sous les ordres des chefs.

« Les malades déjeûnent avec un potage ou un bouillon, selon leur état, à 6 heures du matin. Ensuite on fait leurs lits en entier ; il y a des lits de camp pour ceux qui ne peuvent se lever ny rester sur les chaises. A 9 heures, ils dînent avec potage, bouillon ou viande parmy laquelle il y a de la volaille pour les plus faibles, œufs, panades. On donne du vin à ceux qui peuvent boire. A l'issue du dîner on balaie les salles ; à 10 heures on donne du bouillon à ceux qui ont pris médecine. A midy et demy les malades goûtent ; ce repas est en bouillon, panade, en vin, en fruits cuits, en confitures, selon les saisons, le goût, l'état des malades et que l'infirmier juge à propos.

« A 5 heures on soupe et trois fois la semaine, c'est-à-dire le dimanche, le mardy et le jeudy on donne du roti à ce repas, volaille, veau et mouton, car les autres jours cette viande est

ANTIPHONAIRE

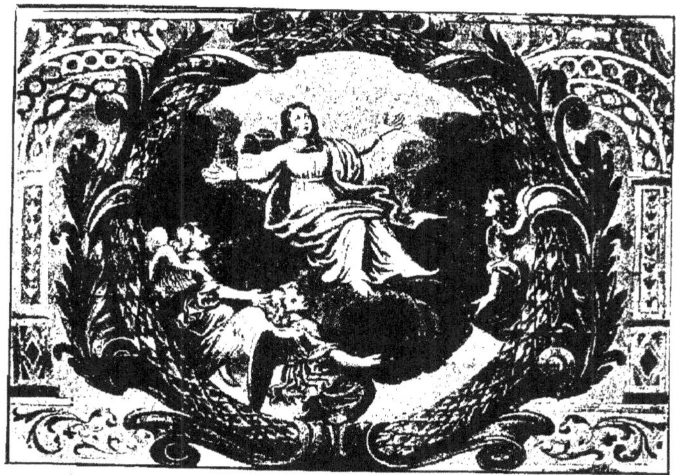

L'Assomption

bouillie matin et soir ; il y a aussi à ce soupé, outre tout ce qu'on a dit pour le diné, des pruneaux pour ceux qui doivent prendre médecine le lendemain. Après que les malades sont servis, on raccommode les lits des malades et vers les huit heures tous se disposent à se coucher.

« C'est à cette époque que les religieux commencent la garde de nuit ; il y a un religieux dans chaque salle. Outre les secours que les malades exigent, ils donnent à ceux qui sont marqués sur une liste de l'infirmier, entre 10 et 11 heures, des bouillons. A minuit les religieux sont relevés par d'autres religieux qui s'occupent à vider les chaises.

« A 4 heures ils sont aussy relevés et ceux qui leur succèdent s'occupent de tout préparer pour l'hospitalité. Après, la communauté se réunit pour donner le déjeûner et faire les lits. Voilà ce qui se répète tous les jours dans l'hôpital de la Charité depuis qu'il existe. Il n'y a que les seuls religieux qui fassent l'hospitalité ; aucun domestique ne paraît dans les salles. Les malades qui peuvent aller ont un grand chauffoir pour l'hiver.

« En été, une cour agréable, plantée d'arbres, pour se mettre à l'ombre.

« On ne reçoit à l'hôpital ny vénérien, ny galleux, ny petite vérole, ny en général aucune maladie contagieuse ny incurable.

« C'est la condition de la fondation des lits et lorsqu'un malade est reconnu attaqué de ces maladies, on l'envoye à l'Hôtel-Dieu. Les malades, même les enfants, sont seuls dans les lits.

« L'hôpital jouit des privilèges des grands hôpitaux de Paris, ainsy qu'il a été reconnu tout recemment par arrêt du conseil qui convertit en argent les privilèges dont ils jouissaient. »

Notice sur l'hôpital des convalescents de la rue du Bac, annexe de l'hôpital de la Charité, jointe à la précédente :

« L'hôpital des frères de la Charité des convalescents, établis à Paris, rue du Bacq, faubourg St Germain, doit son établissement à la piété de Dame Angélique Le Faure, veuve du célèbre Claude de Bullion, surintendant des finances.

« Cet établissement ne peut être considéré que comme annexe du grand hôpital de la Charité, rue des Sts Pères, puisque ce sont les malades convalescents qui en sortent, qui vont y prendre les forces nécessaires au rétablissement de leur santé.

« C'est ce précieux motif d'humanité qui a fait naître cette belle fondation sous le nom de M. Gervais, prêtre, cy-devant chanoine de l'église de Reims.

« En effet, par contrat passé devant M David, notaire
à Paris, le 3o mars 1652, mon dit sieur Gervais aurait,
des deniers à luy remis par des personnes charitables, fondé

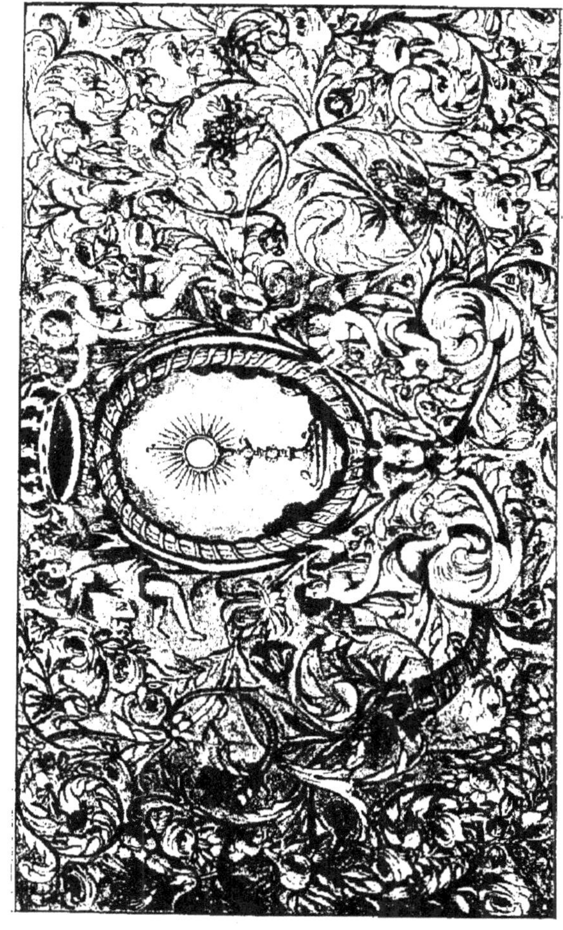

en une maison, rue du Bacq et ses dépendances, un hôpital
de convalescens de l'ordre de la Charité dans lequel il y
aurait huit lits pour y recevoir huit malades convalescens du
grand hôpital rue des Sts Pères, moyennant 3.85o livres

de rente annuelle au principal à 5 % de 69.000 livres, dont la jouissance a commencé le 1er avril 1652.

« Ce contrat a été revêtu de lettres patentes du Roy, données à Vincennes au mois d'Octobre 1656, dûement enregistrées.

« L'exemple de M. Gervais, ou pour mieux dire des illustres personnes dont il avait la confiance, a été secondé par d'autres fondateurs, entr'autres MM. le cardinal Mazarin et de Saché, de sorte que aujourd'huy cet hôpital a de fondation 19 lits.

« Les religieux de la Charité, pénétrés d'un zèle qui ne se ralentira jamais, ont administré avec une économie sage et raisonnée les biens qui leur ont été donnés. Ils ont profité des terrains qui leur appartenaient, joignant et dépendant de la maison et des particuliers riches à qui ces terrains ont été donnés à vie, ont bâti des hôtels, des maisons et par leur décès ont augmenté le patrimoine de l'hôpital de 5 lits pour y recevoir cinq malades convalescens sortant du grand hôpital.

« De manière que l'hôpital est garni de 24 malades dont le mouvement se fait trois fois la semaine, c'est-à-dire que le lundy il en sort huit et il en revient huit autres, le mercredy et le vendredy même mouvement.

« Les religieux se borneront à une seule reflexion. Il est sensible qu'un établissement semblable est de la plus grande importance pour les malheureux malades qui ont le temps de chercher à se procurer des places, aux ouvriers des boutiques la facilité d'en trouver, enfin à ceux des campagnes la force de retourner dans leurs pays en cherchant des voitures.

« Cette maison susceptible d'augmentation ne peut l'opérer dans ce moment (1790), attendu les dépenses énormes des bâtiments qu'il faudrait construire, mais les religieux ne perdent pas l'espoir d'i parvenir, leur revenu en facilitera les moyens lorsque l'hôtel loué à M. et Mme de Jaucourt qui ne payent annuellement que 1.000 livres leur reviendra par leur décès.

« Quant à présent, le revenu de cet hôpital s'élève, tant en rentes sur les revenus publics qu'en loyers de maisons et loyer d'une petite ferme à la somme de 34.310 l. 10.

« Les charges en cens, rentes perpetuelles et viagères
à celle de 2.654 l. 06.

« Par conséquent, le revenu net est de 31.656 l. 04,
employé annuellement à l'entretien des bâtiments et pour
nourrir et entretenir le mobilier.

« Les religieux de la Charité des convalescens n'entreront
point dans le détail de l'Administration, mais ils sont prêts
et il sera aisé de prouver, soit à Messieurs de l'Assemblée
nationale, soit à Messieurs de la municipalité : que l'accrois-
sement des revenus de l'hôpital est de plus de 24.000 livres,
dûs, ils osent l'avancer, à leur bonne administration.

« Ils observent encore que le régime est le même que
celuy qui s'observe dans le grand hôpital de la Charité,
rue des Sts Pères, dont le prieur est administrateur né. »

A la même époque fut adressé à l'Assemblée nationale
le mémoire ci-après, cherchant à démontrer que les religieux ne pouvaient supporter la charge de l'impôt sur tous
les biens dont les revenus étaient affectés à l'hôpital :

« *A nos seigneurs de l'Assemblée nationale composant les
comités des finances, des hôpitaux et de la mendicité.*

« Les religieux de la Charité établis à Paris, rue des
Sts Pères, pénétrés de respect et soumission pour tous les
decrets qui émanent de votre sagesse, croiraient manquer
essentiellement à un de leurs devoirs les plus sacrés, si par
un zèle mal entendu ils s'interdisaient les réflexions auxquelles les décrets des 5 Août et 26 Septembre 1789 donnent
lieu à leur égard et s'ils vous dissimulaient l'impossibilité
où ils sont de les exécuter.

« Les motifs qu'ils se proposent d'exposer sont d'autant
plus puissans qu'ils regardent les pauvres dont ils admi-
nistrent les biens, ces biens étant communs avec les religieux
il en résulte qu'ils sont pauvres eux-mêmes.

« Les fonds dotaux de l'hôpital de la Charité, sagement
administrés, ont pris une consistance telle qu'ils sont aujour-
d'hui d'un revenu certain et strictement suffisants pour que
les malades y soient utilement secourus.

« L'équilibre qu'il y a dans la recette et la dépense sera

bientôt rompu s'il fallait que l'hôpital supportât la charge de l'impot sur tous ses biens, dont personne aux termes des décrets, ne sera exempt à l'avenir.

« Les religieux, déjà requis de se conformer à la loi, viennent d'acquitter une taxe de 1.454 livres 15 sols, dont on a grevé la ferme des Corbins près Lagny pour les six derniers mois de 1.789, quoique toutes les productions qui en proviennent se trouvent consommées dans l'hôpital et par les pauvres, une soumission prompte et sans examen leur a paru indispensable dans les circonstances, mais ils voyent avec douleur qu'ils ne pourraient contribuer à l'impôt auquel tous les biens de l'hôpital sont à présent assujettis, sans prendre sur la subsistance des pauvres. Les états de situation qu'ils ont l'honneur de présenter à l'Assemblée et de joindre ici la convaincra de la vérité de leur exposé.

« Les suppliants offrent leur registre d'administration et de comptabilité pour faire la vérification de ces états et les originaux des comptes que rend annuellement le supérieur de la maison, leur exactitude une fois démontrée, il en résultera trois conséquences indubitables.

« La première, que la dépense excède la recette depuis que la quête n'a plus lieu.

« La deuxième, que la dépense n'est susceptible d'aucune réduction puisque chaque individu n'a pas plus de 400 l. 17 à dépenser par année, ou 1 l. 02 par jour, pour nourriture, entretien et médicaments.

« Et la troisième enfin, qu'attendu que le bien de l'hôpital est en grande partie composé de terres et maisons, l'impôt s'éleverait à une somme si forte que s'il fallait en retrouver l'équivalent sur les secours donnés aux pauvres, cela ne pourrait se faire qu'à force d'économies, ou, pour trancher le mot, de lézineries dont les malades souffriraient.

« Les religieux de la Charité osent espérer que l'Assemblée nationale daignera prendre leur exposé en considération; le bonheur qu'ils ont d'avoir sçu embrasser un état laborieux et utile à l'humanité a déjà déterminé des exceptions et réserves qui les encouragent à demander que si le bien des hôpitaux, quoique appartenant aux pauvres, doit subir la loi générale sur l'impôt, elle veuille bien en ce cas s'occuper des moyens et dédomagemens dont on a de tout temps reconnu

la nécessité envers les grands hôpitaux et, par provision,
suspendre à leur égard l'exécution des décrets jusqu'à ce
qu'il en ait été autrement ordonné. »

NOUS souſſigné Religieux Prieur du Couvent & Hôpital Saint
Jean-Baptiſte de la Charité de Paris, Ordre de Saint-Jean de
Dieu, certifions que *le ſieur Etienne Tatté ſergent des gardes de Mont...*

âgé de *ſoixante quatre ans*

natif de *poiſſons (paroiſſe St Martin fils de feu Pierre...
... Boully ſergé ... Mere Veuf de defunte Magdeleine
Draughe ... Ste Marie Pernriſean*
eſt entré malade audit Hôpital le *vingt-huitième Janvier*
mil *ſept cent cinquante quatre* où après avoir été aſſiſté tant
ſpirituellement que corporellement, il y eſt décédé le *ſixième*
jour du mois de *Février* mil *ſept cent cinquante quatre*
comme il appert par le Regiſtre audit Hôpital. FAIT à Paris, ce
douze Aout mil ſept cent *ſoixante douze*

Maximilien Michelon

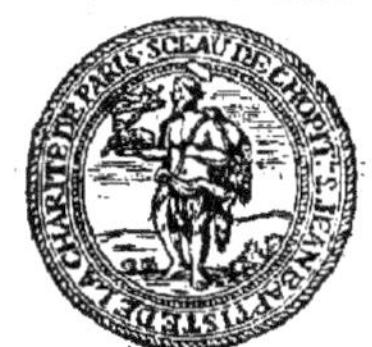

Les pièces suivantes inscrites sous le numéro 352 ont trait
à la saisie arbitraire par la municipalité de Montévrain des
récoltes appartenant à l'hôpital de la Charité :

« 27 Octobre 1792.

« *Le Ministre de l'intérieur,*

« La municipalité de Montevrain, citoyen, en vertu de la
loi du 28 Août 1792, relative à la suppression des congrégations séculières s'est emparée de la récolte des biens situés
dans son arrondissement et appartenant à l'hôpital de la
Charité de Paris, quoique cet hospice soit excepté de cette
loi. Comme les pouvoirs de la commune de Paris finissent
avec ses limites et qu'elle ne peut se pourvoir auprès de celle
de Montévrain que par la voie de recommandation, je
m'adresse à vous, citoyen, pour vous engager à rappeler la
loi à la commune de cet endroit et à leur recommander de

laisser à l'hôpital de la Charité de Paris la jouissance de ses revenus, sans lesquels les pauvres malades resteraient sans secours.

« Je joins ici la copie du mémoire du procureur de cet hôpital.

« Signé: P. MANUEL. »

« 8 Novembre 1792.

« M. le Procureur de la commune de Paris,

« Je vous préviens, Monsieur, qu'en conséquence de votre lettre du 27 de ce mois, je viens d'écrire au département de Seine-et-Marne et que je lui ai instamment recommandé l'intérêt de la maison de la Charité de Paris relativement à ses revenus situés à Montévrain et que la municipalité de l'endroit a cru devoir saisir.

« LE MINISTRE DE L'INTÉRIEUR. »

« MM. du département de Seine-et-Marne, à Meaux.

« Paris, le 8 Novembre 1792, an Ier de la République.

« Vous verrez, Messieurs, par le mémoire ci-joint, que l'hôpital de la Charité de Paris se plaint de ce que la municipalité de Montévrain a cru, d'après la loi du 18 Août dernier qui supprime les congrégations séculières, devoir s'emparer des revenus appartenant à cet hospice et qui se trouvent dans son arrondissement. L'hôpital de la Charité de Paris, Messieurs, mérite, à raison de sa grande et importante utilité les plus grandes considérations. Je vous prie, en conséquence, de donner une entière attention à la réclamation dont il s'agit; les intérêts de cet hospice me paraissent devoir être défendus par tous ceux à qui l'humanité est chère.

« LE MINISTRE DE L'INTÉRIEUR. »

(Le mémoire manque.)

Sous le numéro 353 figure le rapport au Comité des secours publics tendant à conserver à l'hôpital de la Charité la totalité de ses revenus.

ANTIPHONAIRE

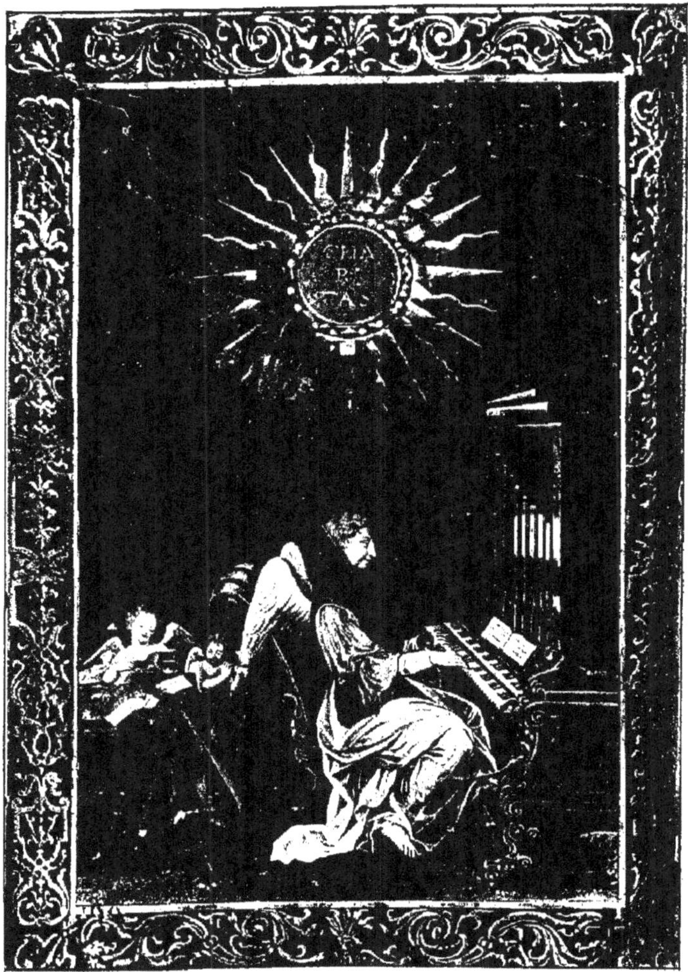

Sainte Cécile

« *Séance ordinaire du Jeudi 25 Avril 1793 l'an 2ᵉ de la République.*

« Le citoyen Saint-Martin présente son rapport et un projet de décret sur la demande des citoyens ci-devant religieux de l'hôpital de la Charité desservant les maisons hospitalières de cet ordre à Paris et à Charenton ; le rapporteur établit ses conclusions sur une mesure générale applicable à toutes les maisons de charité, tendant à leur conserver la jouissance de la totalité de leurs revenus jusqu'à l'époque où l'organisation complète des hôpitaux ou maisons de secours sera décrétée. » (Extrait du registre des procès-verbaux des séances du comité des secours, Archives nationales AF. 39, folio 125, Vᵒ.)

La Commission des secours se préoccupa dans le courant de l'année suivante, en l'an III, des moyens les plus pratiques pour augmenter le nombre des lits affectés aux femmes afin de décharger l'Hôtel-Dieu, beaucoup trop encombré. En même temps elle décida d'ouvrir une école de médecine clinique et ce fut la Charité qui sembla offrir le plus de garanties et les locaux nécessaires pour atteindre ce but.

Elle chargea l'architecte des hôpitaux, Clavareau, d'étudier les deux projets qu'elle avait hâte de mettre à exécution, et c'est afin de donner satisfaction au vœu exprimé par la Commission des secours publics qu'il présenta les rapports ci-après :

« *Clavareau, architecte des hôpitaux civils, à la commission des secours publics, sur les moyens qui lui ont été demandés de disposer de l'hospice de l'Unité de manière à ce qu'on puisse porter le nombre des malades à cinq cents, dont moitié pour chaque sexe et d'y former l'établissement d'une école et d'un hospice clinique en exécution du décret de la Convention nationale.*

« Sans entrer dans les motifs qui ont fait naître le désir qui s'est manifesté depuis plusieurs années, de diviser les

hôpitaux de Paris, afin sans doute que les malades qu'on y
reçoit tant de cette ville que de tous les départements qui ont
besoin des secours et des talents qu'on trouvera toujours
plus facilement à Paris que partout ailleurs, ne soient point

concentrés dans un
seul hospice et qu'au
contraire il se trou-
ve une plus grande
quantité de maisons
nationales, sans
cesse ouvertes à
l'humanité souf-
frante et placées sur
des points de Paris
plus convenables re-
lativement à la po-
pulation et dans la
disposition suivante
qui a été adoptée
par la Convention :

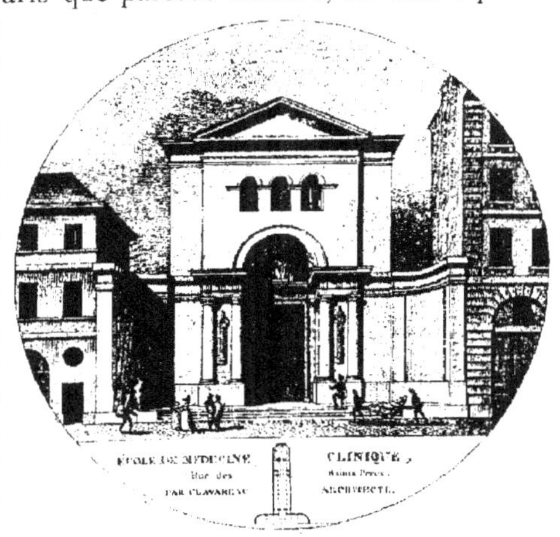

« Dans la cité l'Hôtel Dieu, faubourg Martin l'hôpital
« dit Saint-Louis, faubourg Germain la Charité qui, par sa
« capacité, peut être doublée et les trois qui viennent d'être
« décrétés; faubourg Antoine à la ci-devant abbaye de ce
« nom ; au faubourg Jacques l'hospice de ce nom qui doit
« être augmenté et dans le faubourg du Roule l'hospice dit
« Beaujon qui doit contenir 80 malades et dont les petits
« travaux qu'on a été obligé d'y faire seront terminés sous
« très peu de temps et mettront la commission en état de
« réaliser les vues de la Convention sur la fin de la décade
« prochaine.

« En donnant à la localité de chacun de ces hospices
« toute l'extension dont ils sont susceptibles et en y
« réunissant tous les avantages de la salubrité, reconnus
« si nécessaires par l'expérience et la philantropie, on
« trouvera encore la possibilité de supprimer sans danger
« beaucoup de petits hôpitaux qui n'offrent que de faibles
« ressources aux malades et aux infirmes et qui n'y sont
« traités que par une routine souvent plus dangereuse
« qu'utile ainsi que les moyens de diminuer le nombre des

« malades entassés à l'Hôtel Dieu en plaçant ailleurs les
« femmes en couches, les enfants et les fous et folles, mais
« ces dispositions faisant l'objet d'un travail particulier de
« la commission des secours qui s'occupe sans cesse de la
« tâche pénible d'améliorer de toutes les manières le sort
« de l'humanité souffrante, je me contenterai dans ce
« moment de répondre à sa demande en mettant sous ses
« yeux le travail que j'ai fait pour l'agrandissement de l'hos-
« pice dit de la Charité en y réunissant le triple avantage
« d'y placer 260 femmes malades de plus et un établissement
« d'école de médecine joint à un hospice clinique. suivant
« le décret de la Convention; la commission verra par la
« disposition du plan qu'il n'y a pour ainsi dire aucune
« construction extérieure à faire, excepté le porche semblable
« à celui qui existe, le reste ne consiste que dans la conti-
« nuation de la mansarde au-dessus de la grande salle, dont
« on a, en partie, tous les matériaux et la construction de
« deux planchers et escaliers, mais d'ailleurs la cage du
« bâtiment et la couverture existent.

« L'hospice de la Charité ou de l'Unité n'a jusqu'à présent
« contenu que 233 malades, il est aisé de porter ce nombre à
« 240 en allongeant la grande salle du terrain d'une petite
« maison qui dépendait de l'hospice et qui est nationale par
« conséquent; cette prolongation laisserait la facilité inappré-
« ciable de donner un grand courant d'air sur ce pignon.
« lequel correspondrait à celui d'en face qu'on établirait sur
« l'autre pignon; ces nouvelles ouvertures feraient qu'il ne
« resterait rien à désirer pour la circulation d'air à ces salles
« qui sont à un rez-de-chaussée très élevé de terre dont les
« deux murs de face sont percés d'une grande quantité de
« croisées.

« Le cabinet de pharmacie est de plein pied de ces
« salles, mais les préparations chimiques et les boissons
« médicales se font dans une salle par bas.

« La cuisine, la boulangerie, la buanderie, les séchoirs
« (etc.) sont dans une seconde cour qui a un grand escalier
« pour communiquer aux salles. Ensuite est une basse-cour
« dans laquelle sont situés les écuries, remises, bûchers,
« magasins (etc.).

« Pour exécuter le projet depuis si longtemps désiré de

« doubler cet hospice qui a toujours été vu avec intérêt
« (à cause de la propreté et de l'ordre qui y règne) et d'y
« établir autant de femmes malades que d'hommes et de
« porter le nombre des malades à 5oo, il suffirait de cons-
« truire à l'étage supérieur des salles actuelles de cet hospice
« autant de salles qu'à celui inférieur, tel que je l'ai indiqué
« sur le plan du second étage.

« Pour donner à cet établissement une disposition simple
« et commode, je forme du rez-de-chaussée de l'église de la
« pièce marquée A un vestibule auquel les malades seront
« transportés à couvert dans les mauvais temps par la
« galerie B; sous ce vestibule se trouve à droite le bureau
« de réception et d'enregistrement des malades marqué C;
« ensuite la salle de vestiaire pour hommes et pour femmes
« et deux magasins décadaires pour les habits. Pour la cour
« on arrive au vestibule par un porche semblable à celui déjà
« existant. A gauche de ce vestibule est un passage marqué D
« conduisant aux salles d'hommes, ensuite un grand escalier
« d'une seule rampe marqué E qui conduit du 1er étage aux
« salles de femmes, marquées FFF et aux salles de l'hospice
« clinique sur le terrain de l'église GGG; sur le palier à
« droite se trouve un autre escalier H, lequel communique
« aux autres salles de l'hospice clinique, établies au second
« sur l'église.

« On trouve aussi dans les salles neuves des offices que
« j'y ai placées pour les rechanges et y réchauffer les
« bouillons et les boissons des malades.

« En continuant la mansarde qui existe au-dessus du
« bâtiment neuf entre les deux cours, on trouvera de quoi
« placer, soit dans des petits logements, 3o personnes que
« ce nouvel arrangement déplace et d'autres logements pour
« environ 3o filles que nécessitera le service des femmes.

« S'il est en outre nécessaire de former quelques loge-
« ments un peu plus grands, on trouvera dans la partie de
« la basse-cour dans l'emplacement du ci-devant chapitre
« marqué L en face de ceux qu'il est nécessaire de conserver,
« marqué M au moyen de deux petits escaliers, dont un
« servirait aussi à porter des grains aux magasins, celui qui
« existe ne pouvant subsister à cause de sa vetusté.

« J'ai placé dans la basse-cour ces logements auxquels

« on communiquerait par la porte charretière dont il faudra
« rétablir le passage, vu les fréquents transports que le
« service double exigera et qu'il serait imprudent de laisser
« faire par la cour au milieu du jardin des malades; d'ailleurs,
« dans un établissement de cette nature, tout doit céder à
« l'objet principal, au service des malades.

« *École de médecine et hospice clinique en exécution
du décret de la Convention nationale*

« Pour former ce bel établissement et le réunir à l'hospice
« de l'Unité, je n'ai pas trouvé d'emplacement plus favorable
« que la ci-devant église de la Charité, qui, ayant servi à
« l'objet du culte, ne peut être mieux employée qu'au secours
« de l'humanité souffrante. Au rez-de-chaussée auquel on
« entrerait comme par le passé par la rue des Pères, on
« trouverait une grande salle à diviser en trois par les points
« d'appui du plancher supérieur, laquelle servirait de prome-
« noir aux élèves en attendant l'arrivée du médecin et afin
« qu'ils ne fassent qu'avec lui l'inspection des malades et
« qu'ils ne troublent pas leur repos par leurs visites anti-
« cipées ou tardives soit par leurs conférences.
« A l'extrémité de cette salle, en face de la porte, serait
« l'amphithéâtre marqué B dont la capacité pourrait contenir
« 400 élèves; il servirait également aux instructions sur la
« médecine et aux dissections et la table sera construite de
« manière à recevoir et laisser l'issue aux humeurs et au sang
« des ouvertures, l'eau serait aussi amenée à cet amphi-
« théâtre pour la propreté et les macérations. Entre la salle
« des élèves et l'amphithéâtre serait un grand escalier
« marqué C qui servirait uniquement aux élèves pour monter
« avec le médecin faire la visite des malades; cet escalier
« conduirait aussi par la double rampe à un entresol au-
« dessus du vestibule et de la salle de réception qui servirait
« à l'élève de garde et aux archives de l'hospice.
« A côté de l'escalier et de l'amphithéâtre serait la salle
« de pathologie marquée D, on y communiquerait de l'amphi-
« théâtre pour être à même d'en extraire les pièces de compa-
« raison propres à l'enseignement. Ensuite de cette salle

« serait E, celle des morts dont on tirerait les cadavres pour
« l'anatomie; les deux pièces GG seraient ensuite destinées
« aux préparations anatomiques et à serrer les instruments
« de chirurgie.

  « Sous le grand escalier, dans la ci-devant sacristie
« seraient les salles de bains, douches et vapeurs.

PREMIER ÉTAGE

  « Cet étage, auquel les médecins et les élèves arriveront
« par le grand escalier C serait distribué en trois infirmeries
« vastes et dont les
« lits seront espacés
« de 5 pieds. La
« première serait
« destinée aux con-
« valescents et con-
« tiendrait 8 lits, la
« seconde à celle
« des chroniques se-
« rait de 18 lits. A
« côté de ces salles
« serait une pièce
« marquée H pour
« l'électricitém édi-
« cale qui aurait
« l'exposition du

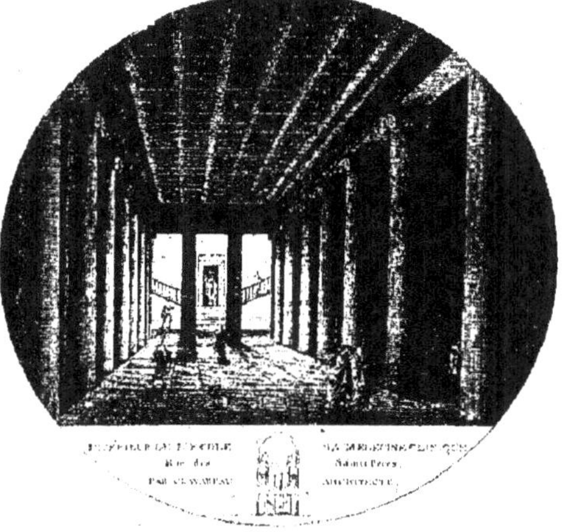

« nord et du levant; cette salle aurait l'avantage d'être de
« plein pied aux infirmeries et donnerait la facilité d'essayer
« ce remède sur les paralytiques.

SECOND ÉTAGE

  « Cet étage, auquel on arrive par une seconde révolution
« du même escalier serait également distribué en trois infir-
« meries suivant le dessin qui en est tracé. La première
« contiendrait 8 lits destinées aux femmes convalescentes;
« la seconde serait disposée pour recevoir 18 lits de femmes
« malades et la troisième enfin contiendrait 8 lits pour les
« maladies contagieuses et serait située de manière que la

« visite se terminât par cette salle afin que les élèves ne
« puissent communiquer aux autres infirmeries des parties
« de cet air toujours dangereux dans la combinaison des
« maladies ordinaires.

    « Tel est le travail que je me suis engagé à présenter à
« la commission sur cet établissement vraiment digne d'une
« grande nation qui doit accueillir tous les moyens d'aug-
« menter la considération des autres peuples à laquelle elle
« a tant de droits sous tous les rapports.

    « Fait à Paris le 14 Frimaire an 3me de la République française
« une et indivisible.

« Signé : CLAVAREAU.

« Approuvé.
« Signé : DERNIEAU.

« Approuvé par la Commission des Travaux publics.
« Signé : RONDELET. »

« Clavareau, architecte de l'hôpice de l'Unité,
à la commission des secours publics.

    « Pour exécuter les intentions de la commission avant de
commencer les travaux du plan général projeté pour l'hospice
de l'Unité, en disposant très incessamment dans le second
étage de cet hôpital un local propre à recevoir environ 70 lits
de femmes malades et d'y joindre une école clinique provisoire pour les deux sexes, on pourrait :

    « 1° Prendre la salle de la République qui est au-dessous
de celle marquée sur le plan joint à ce rapport de la lettre A
et qui est contiguë aux autres salles de l'hôpital actuel, on y
établirait facilement 40 malades mâles qui seraient réservés
pour l'instruction.

    « 2° On pourrait faire au second étage dans la partie B
une salle pour douze femmes malades et les parties restantes
marquées CC formeraient un local propre à recevoir environ
70 lits de femmes malades. Il suffirait pour cette opération de
fermer au 1er étage les deux extrémités de la salle dite de la
République par deux cloisons légères dans lesquelles on prati-
querait des portes pour le service. Au second étage il faudrait
abattre toutes les cloisons de séparation marquées sur le plan

en lignes ponctuées, recarreler la partie marquée C et substituer des croisées d'une plus grande dimension à celles qui sont trop petites pour établir des courants d'air.

« On arriverait à ces deux salles par l'escalier D, la partie marquée E resterait dans l'état actuel jusqu'au printemps.

« On abattrait seulement la cloison de face d'une chambre pour donner plus de jour au corridor qui communiquerait à la salle du fond et à l'école provisoire qu'on placerait dans la partie marquée F jusqu'à ce que l'amphithéâtre projeté dans la ci-devant église ainsi que l'hospice clinique soient entièrement terminés.

« Le service des latrines étant remplacé par des chaises, elles seraient transportées aux latrines générales G.

« L'office de la salle de femmes serait dans la pièce marquée H et les pièces de vestiaire et de réception seraient dans deux des pièces qui se trouvent dans la partie conservée E.

« Il faudrait en outre construire l'escalier I pour communiquer aux logements d'employés qui y arrivent maintenant par les corridors.

« Tel est le seul parti que la commission puisse adopter pour établir dans ce moment environ 70 femmes malades dans cet hospice et y joindre une école clinique provisoire ; ce moyen réunit le triple avantage de répondre aux besoins pressants de l'établissement de lits de femmes, de faire promptement l'essai de l'instruction sur les maladies internes et afin de ne pas contrarier le projet général pour la disposition très prochaine de cet hospice pour la réunion d'une école et d'un hospice clinique à un hôpital pour les deux sexes, de 500 malades dans ce quartier.

« Fait à Paris ce 6 nivôse an 3me de la République une et indivisible.

« *Signé :* CLAVAREAU. »

(Archives nationales, 1168 F° 13.)

« 7 Nivôse an III

« *La commission des secours publics à la commission des travaux publics*

« Les circonstances actuelles, citoyens, qui font abonder dans les hospices un nombre de femmes malades double de celui des hommes, exigent que l'on s'occupe des moyens de préparer pour les premières une augmentation de ressources qui soit proportionnée aux besoins. Nous venons dans cette vue de faire ouvrir au grand hospice d'Humanité une nouvelle salle de femmes de 117 lits, mais le peu de temps dans lequel elle a été remplie nous a bientôt fait connaître que cette augmentation était insuffisante.

« Pour nous procurer une ressource plus assurée nous avons porté nos vues sur l'Hospice de l'Unité, le local peut facilement permettre des agrandissements dont l'exécution sera prompte et qui seront de peu de dépense. Il doit d'ailleurs paraître étrange que l'un des hospices les mieux ordonnés de Paris ne soit pas commun aux malades des deux sexes. Cette considération nous a frappés dès le commencement de notre administration et l'un de nos premiers soins avait été de faire dresser d'après l'examen du local, un plan d'agrandissement de l'hospice qui, en le rendant propre à recevoir une égale proportion d'hommes et de femmes malades, pût permettre d'en former un de ces hospices d'arrondissement et de quartier dont l'établissement paraît entrer dans les vues du comité des secours publics pour dégorger le ci-devant Hôtel-Dieu, mais l'exécution de ce plan devait exiger beaucoup de temps, nous avons cru devoir en renvoyer la discussion à une autre époque. Ce projet d'ailleurs a besoin d'être communiqué au comité d'instruction publique qui se propose d'établir l'enseignement relatif au traitement des maladies internes de l'hospice de l'Unité.

« Les mesures dont nous demandons que l'on s'occupe en ce moment sont concertées de manière à entrer dans le plan d'exécution du projet définitif. Elles le sont également pour remplir les vues de l'école de santé qui doit provisoirement ouvrir dans l'hospice de l'Unité le cours de chirurgie interne dès le commencement du mois de pluviôse. Ces mesures consistent à disposer convenablement pour recevoir des malades les deux salles du premier étage qui sont placées sur celles des Piques et de la République, à établir un vestiaire de femmes à proximité de ces salles ainsi qu'un ou deux chauffoirs pour le bouillon et les tisanes, un cabinet pour les chirurgiens et enfin des logements pour une infirmière ou chef et quelques filles de service.

« Tout l'emplacement nécessaire pour ces dispositions

existe dans l'hospice. Il ne s'agit que de jeter à bas quelques cloisons pour avoir la libre disposition des deux salles et les logements et accessoires peuvent être placés à peu de frais dans les locaux voisins.

« Il sera en même temps nécessaire de construire un escalier en bois à deux étages qui conduise aux logements des employés où il n'y a d'accès en ce moment que par les extrémités des deux nouvelles salles.

« Nous nous sommes entendus pour tous ces détails avec le citoyen Clavareau qui vous remettra ses plans et devis nécessaires. Nous nous bornerons à vous observer que le besoin du service journalier pour la réception des femmes malades exige la plus prompte exécution des mesures que nous proposons et qu'elle n'est pas moins vivement sollicitée par l'école de santé dont l'enseignement, d'après le décret de la Convention, doit commencer au 1er pluviôse.

« Salut et fraternité.

« *Signé :* DERNIEAU. »

« 22 Pluviôse an III

« *La commission des secours publics aux citoyens composant la commission des travaux publics*

« Nous vous avons fait, citoyens collègues, le 7 nivôse dernier, l'envoi des plans et autres pièces relatives aux travaux à exécuter dans l'hospice de l'Unité pour l'établissement de salles destinées à recevoir des femmes malades et les dispositions à faire pour le cours provisoire de clinique interne ordonné par le comité de santé, en vous prévenant que ce cours devait commencer dans les premiers jours du présent mois.

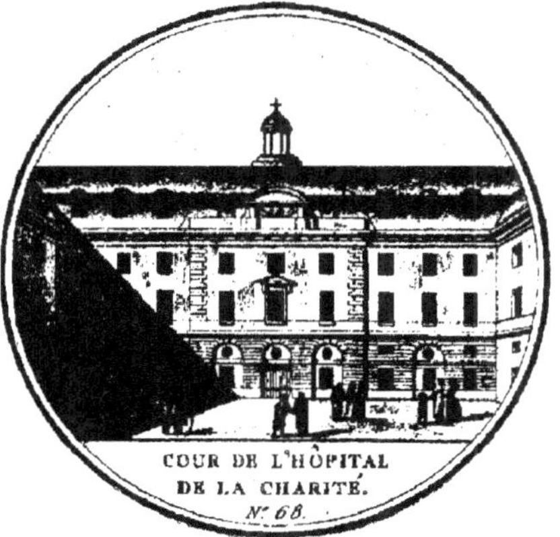

« Nous vous invitons à prendre les mesures les plus promptes pour activer les travaux nécessités par l'encombrement des malades au grand hospice d'Humanité dans les salles de femmes. Nous n'avons encore reçu aucune réponse et ce retard, en suspendant l'ouverture des cours cliniques et salles destinées à recevoir de nouveaux malades, prive les citoyens des secours et de l'instruction que la munificence nationale leur destine. Nous vous invitons donc de nouveau, citoyens collègues, et de la manière la plus pressante, à prendre sans aucun délai des mesures telles que l'exécution des dispositions dont il s'agit n'éprouve plus aucun retard, un plus long délai compromettrait notre responsabilité et nous ne doutons pas que vous ne demeuriez convaincus de la légitimité de notre sollicitude à cet égard. Nous croyons devoir rendre ces observations communes à l'exécution des plans projetés dans les bâtiments de l'hospice Jacques et dans ceux de la ci-devant abbaye Antoine. Nous espérons que vous les prendrez dans la même considération.

« Salut et fraternité.

« *Signé:* DERNIEAU. »

« *La commission des travaux publics à la commission des secours*

« Paris, 26 Pluviôse an III

« Dès le 14 nivôse dernier, citoyens collègues, nous avons fait au comité des travaux publics un rapport sur les nouvelles constructions à faire à l'hospice de l'Unité afin qu'il en approuvât l'exécution qui doit donner lieu à une dépense de 30.665 francs.

« Nous attendons sa décision à cet égard et, dès qu'elle nous sera parvenue, nous nous empresserons de vous en donner avis.

« Quant aux hospices Jacques et Antoine, nous nous en occupons sérieusement et nous avons donné des ordres relatifs à celui de la ci-devant maison Beaujon.

« Veuillez être bien assurés, citoyens collègues, que notre plus cher désir est de concourir avec vous au soulagement de cette portion si intéressante de l'humanité, pour laquelle ces travaux sont proposés.

« Salut et fraternité. »

(Archives nationales, 1168 F° 13.)

« 9 Ventôse an III

« *Extrait du registre des arrétés du comité des travaux publics de la Convention nationale*

« Le comité des travaux publics, après avoir entendu la commission des travaux publics, sur la demande de la commission des secours publics pour qu'il soit fait dans l'hospice de l'Unité, ci-devant la Charité, des réparations qui le rendent susceptible de recevoir une plus grande quantité de malades; considérant que cet établissement doit servir à l'école de chirurgie décrétée le 14 frimaire an 3ème par la Convention nationale et que des commissaires du comité d'instruction publique ont fait connaître en son nom que cet établissement était le seul convenable pour cet objet.

« Autorise la commission des travaux publics à faire faire dans cet hospice les réparations et accroissements qui lui seront demandés par les comités des secours publics et d'instruction publique.

« Pour extrait conforme.

« *Signé :* FILLETTE LORAUX. »

« En vertu de cet arrêté, autoriser le citoyen Clavareau, architecte de cet hospice, à faire faire les travaux demandés par la commission des secours. »

(Archives nationales, 1168 F° 13.)

« 18 Floréal an III

« *La commission des secours publics aux citoyens composant la commission des travaux publics*

« Nous vous envoyons, citoyens collègues, copie d'un arrêté du comité des finances de la Convention nationale, du 9 du présent mois, qui nous autorise à nous concerter avec vous pour l'exécution des projets d'établissement dans le local du ci-devant évêché de Paris, des malades du grand hospice d'Humanité attaqués de maladies chirurgicales et d'une école de clinique externe et d'agrandissement de l'hospice de l'Unité, pour y admettre les malades des deux sexes et y former une école de clinique interne.

« Nous joignons à cette copie les deux devis des travaux à faire pour ces nouveaux établissements, lesquels deux devis ont été, comme vous le verrez, visés au comité des finances.

« Il est inutile de vous dire combien il est urgent pour le bien de l'humanité et les progrès de l'art de guérir, de hâter la confection de ces travaux ; nous vous faisons donc les plus vives instances d'y apporter la plus grande célérité.

« Salut et fraternité.

« Signé : DERNIEAU. »

« Devis approximatif des travaux à faire pour l'établissement d'un nouvel hospice des femmes en augmentation à celui de la Charité et d'une école de médecine jointe à un hospice clinique, suivant le rapport que j'en ai fait à la commission des secours le 14 frimaire dernier. Tel est le devis approximatif que la commission m'a demandé et pour lequel j'ai entré dans tous les détails susceptibles d'être appréciés dans un ouvrage dont la construction se lie avec d'anciens bâtiments, lequel devis approximatif se monte à la somme de 82.831 livres.

« 24 Nivôse an III

« Signé : CLAVAREAU. »

Les travaux ne commencèrent que beaucoup plus tard, et c'est seulement le 1ᵉʳ prairial an VII (1799) qu'eut lieu l'ouverture de la nouvelle école clinique que Corvisart inaugura par des leçons magistrales.

L'édifice fut divisé en trois étages, le rez-de-chaussée formant vestibule, le premier, et le second partagé en cinq salles occupées par les malades.

On procéda à la transformation du chœur de la chapelle qui devint l'amphithéâtre circulaire actuel servant aux cours et dans lequel Bouillaud fit de si remarquables cliniques.

Leguay dit qu'à cette époque on considérait les salles de l'hôpital de la Charité comme des chefs-d'œuvre de construction ; que les services généraux ne laissaient rien à désirer, comme celui de la boulangerie, par exemple, car les religieux profitaient depuis dix ans d'une « méchanique » pour la conservation du « bled » et le blutage de la farine qui était une heureuse découverte d'un inventeur dont le nom leur était inconnu.

L'hôpital possédait également une école d'anatomie, un cabinet d'histoire naturelle et un jardin botanique.

Les frères de Saint-Jean-de-Dieu quittèrent définitivement l'hôpital en 1801.

Un fait curieux à noter c'est que le premier agent de surveillance, M. Turquie, et l'économe, nommés en 1802, appartenaient à l'ordre et avaient été sécularisés.

CHAPITRE V

Au commencement du XIXe siècle l'hôpital était devenu un établissement de premier ordre. En même temps que s'opéraient les changements nécessités par le départ des frères de Saint-Jean-de-Dieu et les modifications indispensables au point de vue administratif, une puissante impulsion scientifique lui était donnée par ses médecins et chirurgiens, et c'est à la Charité, ainsi qu'il a été dit plus haut, que commencèrent officiellement les cours de clinique dont Corvisart fut le premier et distingué professeur.

En 1802, le Conseil général des hospices, qui avait la direction de tous les hôpitaux parisiens, augmentait de cent le nombre des lits, en les affectant spécialement aux femmes qui, jusque-là, n'avaient pas été admises à l'hôpital. Le total des lits s'élevait à cette époque à trois cent dix.

Un rapport général sur la situation des établissements charitables, présenté à la Commission en 1816, relatait les faits suivants, concernant la Charité :

« Les salles sont spacieuses et par là-même plus salubres ; la quantité d'air à respirer pour chaque malade est de six toises cubes et demie au moins et de plus de sept dans quelques-unes et même de huit dans une d'entre elles.

« Pour établir les lits destinés aux femmes, cette augmentation n'a pas offert de grandes difficultés. Le second étage n'avait jamais été occupé par des malades, les religieux seuls l'habitant. On a converti en salles leurs anciennes demeures.

Tous les lits ont été munis de deux matelas ; les couvertures ont été renouvelées en lainage blanc très préférable au lainage vert qui existait. Une partie des rideaux de drap vert aussi a été remplacée par des toiles en coton blanc. Le linge et les objets d'ameublement ont été, en général, toujours entretenus avec soin.

« Les personnes qui entrent à la Charité perçoivent les vêtements ordinaires. Ce sont des robes en lainage de Beauvais, d'une couleur solide ; on dépose les habits à l'arrivée dans un magasin agencé pour les recevoir.

« L'espace d'un lit à l'autre est de près de trois pieds dans les salles d'hommes, il est de plus de six dans celle des femmes.

« La largeur du lit en a près de quatre et le passage entre les deux rangs de ces lits en a près de six.

« Un aqueduc a été construit vers l'extrémité de la grande salle pour le service de la clinique. Cet aqueduc sert à l'écoulement des eaux et à l'évacuation des latrines.

« Celles-ci sont aussi bien placées que possible ; quatre croisées à large ouverture, qui ne se ferment jamais, y entretiennent un air courant et de larges cheminées percées de la fosse au haut des toits en dégagent la vapeur qui aurait pu être nuisible.

« Le jardin potager situé à l'extrémité de la maison a été transformé en promenoir pour les hommes ; on en a trouvé un pour les femmes, dans un terrain attenant mais séparé du premier ; des tilleuls y ont été plantés et les deux locaux sont parfaitement disposés pour la destination qui leur a été donnée.

« Quelques changements utiles ont été faits dans la pharmacie et plus particulièrement dans la pièce appelée « Tisannerie ». Des caisses de bois doublé en étain, avec des échelles numérotées en relief, marquant la tisanne et les infusions de dix en dix litres ont été substituées aux barils où se déposaient les boissons après leur préparation et où elles étaient susceptibles d'acquérir un mauvais goût, ce qui doublait la répugnance du malade. Des comptoirs en bois recouvert en étain, posés sur des consoles en fer carrées, recevaient les pots à tisanne d'un service à l'autre pour donner aux élèves le temps et la facilité d'exécuter les ordonnances des médecins. A la suite de ces comptoirs et au milieu de la pièce, est un gradin en bois de chêne recouvert en étain où sont posées par ordre et avec étiquette les fontaines où ces médicaments sont renfermés. Ces changements ont eu lieu en 1808 et 1809. En 1810 et 1811, une amélioration sensible a été faite dans le coucher des gâteux qu'on laissait toujours auparavant sur la paille d'avoine qui se formait en pelote à mesure qu'elle séchait et offrait un lit bien dur au malade. On emploie aujourd'hui des toiles gommées imperméables. L'usage en est bien utile pour les grands opérés et l'économie du service s'y joint au bien-être des malades.

« Dès la première année de l'existence du conseil des hospices, une salle fut spécialement consacrée aux opérations chirurgicales. On les faisait auparavant au lit des malades, mais il en résultait deux inconvénients graves pour ceux de la même salle qui étaient inquiétés, tourmentés par le spectacle auquel il assistaient et par les cris des patients. Les élèves désireux d'étudier la pratique de l'opération assiégaient toutes les parties du lit, étouffaient le malade, gênaient les mouvements de l'opérateur et exposaient à des accidents involontaires. Cette modification permettait au chirurgien d'opérer à l'aise, aux élèves placés sur des gradins en amphithéâtre d'assister aux opérations. »

En 1812, le soin des malades avait été confié aux religieuses Augustines dont la maison mère était l'Hôtel-Dieu. Leur nombre, au début, n'était que de cinq. En 1817, elles furent remplacées par des sœurs de Saint-Vincent-de-Paul qui demeurèrent jusqu'en 1837, où elles cédèrent de nouveau la place aux Augustines. Celles-ci restèrent jusqu'au 23 janvier 1888, époque à laquelle un personnel laïque fut chargé de la mission qui leur incombait.

L'établissement, de 1803 à 1847, fut confié à un agent de surveillance. A partir de 1847, ce poste changea de dénomination et eut pour titulaire un directeur.

Pendant les premières années du XIX⁰ siècle, le nombre des personnes employées par l'Administration au service de la maison s'élevait à soixante-trois.

La moyenne des admissions variait entre 2.800 et 3.000 malades. Les décès s'élevaient à environ 400, soit 1 sur 7.

En 1849, le rez-de-chaussée de l'école clinique fut complètement modifié et divisé en vestibule d'entrée, salle des pas perdus, salle des séances, bibliothèque, afin de permettre l'installation de l'Académie de médecine à laquelle fut concédée la jouissance des locaux moyennant une légère redevance payée à l'Administration.

Avant cette prise de possession, la nef de l'ancienne chapelle transformée était libre depuis le portail jusqu'à l'amphithéâtre des cours occupant le chœur.

Il existait en outre un mur, entre les deux premières colonnes, qui fermait le vestibule d'entrée.

La prospérité de l'hôpital allait toujours croissant et, vers le milieu du xixe siècle, il s'étendait entre la rue Taranne, la rue des Saints-Pères, la rue Jacob et la rue Saint-Benoît, formant le quadrilatère actuel. La rue des Deux-Anges faisait équerre entre la rue Jacob et la rue Saint-Benoît.

L'entrée qui était alors rue Jacob différait notablement de celle qui existe aujourd'hui. Les jardins de l'établissement étaient nombreux, les bâtiments bien construits ; les salles avaient été augmentées afin de diminuer le nombre des lits, de laisser entre eux plus d'espace et un cube d'air suffisant.

La loi du 10 janvier 1849 organisa l'Assistance publique à Paris, remplaçant le Conseil général des hospices.

L'Administration de l'Assistance publique, placée sous l'autorité du Préfet de la Seine et du Ministre de l'intérieur, était confiée à un directeur responsable sous la surveillance d'un Conseil avec attributions déterminées.

Elle comprenait le service des secours à domicile et le service des hôpitaux et hospices civils.

En 1861, à la suite d'expropriations, une série de constructions neuves terminées en 1866, édifiées en façade sur la rue des Saints-Pères, ont permis de faire de la Charité un des grands hôpitaux parisiens.

Le rez-de-chaussée de ces nouveaux bâtiments, sans communication aucune avec les étages supérieurs, est occupé par des boutiques louées à des commerçants. Ce système permet, d'une part, de trouver dans la location un produit avantageux pour les finances de l'Administration de l'Assistance publique et, d'autre part, d'éviter au quartier l'aspect monotone, si préjudiciable au commerce et aux passants, de murs ou grilles d'un établissement hospitalier.

On profita de l'agrandissement de l'hôpital pour diviser les anciennes et longues salles en plusieurs autres avec intercalation de pièces-salons les séparant et pouvant servir de lieux de réunion aux malades non alités.

Depuis lors, de notables améliorations ont encore été apportées, tant au point de vue du bien-être que de l'organisation des services. Il en a été créé dont le besoin se faisait plus spécialement sentir. Ainsi, jusqu'en 1882, l'hôpital ne possédait pas de maternité. Une salle fut affectée, le 16 octo-

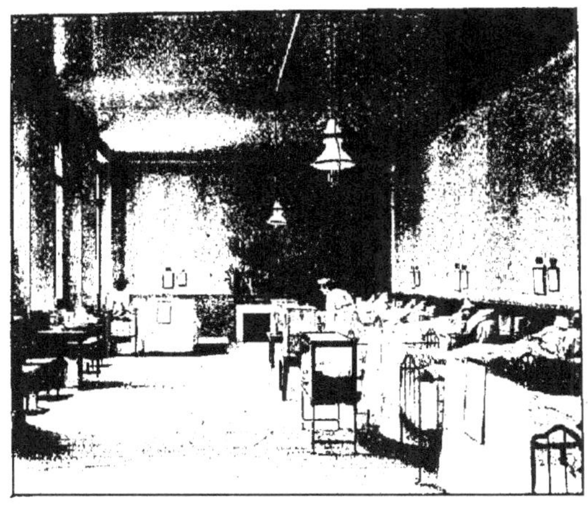

Une salle de la Maternité

bre 1882, aux accouchées, avec un nombre de lits bien restreint, il est vrai, puisqu'on n'avait pu disposer que de dix-huit lits et dix-huit berceaux ; mais le départ des religieuses avait laissé libre un bâtiment situé à l'extrémité de l'établissement qu'on utilisa et auquel on en adjoignit un neuf à trois étages, ce qui permit d'ouvrir une maternité de cinquante lits et quarante berceaux ; salle de travail, salle d'opérations, chambres d'isolement, laboratoire et laiterie.

L'inauguration en eut lieu le 1er octobre 1891.

L'ancien local des accouchements subit une transformation complète. La crèche y fut transférée avec les modifications jugées nécessaires. Des boxes séparèrent chaque malade. On réserva, à gauche et à droite des couloirs conduisant à la salle, trois chambres pour permettre une sélection des maladies contagieuses.

Afin de ne pas revenir sur les travaux entrepris pendant le XIXe siècle, il faut signaler la construction de l'amphithéâtre d'opérations exécuté sur la demande et d'après les indications de M. le professeur Trélat pour la clinique chirurgicale, en 1885. Il est situé au premier étage sur la rue Jacob en face l'une des entrées du service.

Les consultations, qui étaient devenues insuffisantes, furent également transformées et agrandies en 1889. Les bureaux de la direction et de l'économat, transportés, les uns à droite de l'entrée principale, les autres dans la seconde cour près des services généraux, permirent d'utiliser les pièces abandonnées en y aménageant une grande salle d'attente pour le public, puis les cabinets des médecins et chirurgiens consultants.

On créa pour les maladies des dents une pièce spéciale où le chirurgien-dentiste pouvait pratiquer les opérations usuelles.

La méthode antiseptique appliquée partout et les mesures hygiéniques adoptées amenèrent progressivement des installations de laboratoires permettant les études bactériologiques et les examens microscopiques.

Les rideaux de lits furent partout supprimés afin d'éviter, autant que possible, la transmission des germes infectieux, et

des blouses ou robes antiseptiques furent mises à la disposition du personnel.

Une étuve à désinfection fonctionna à partir du mois de
novembre 1889, dans le but d'assainir et de désinfecter les
effets de linge, coucher, vêtements contaminés.

Des filtres Chamberland, système Pasteur, furent installés
dans la cuisine générale, à la pharmacie, dans les salles d'opérations, etc.

Tout récemment, on aménagea au second étage, à proximité
du service de M. le docteur Campenon et conformément au
désir exprimé par ce praticien, une grande et belle pièce,
servant aux opérations, avec annexe y attenant, et deux
chambres d'isolement destinées aux grands opérés.

La Charité possède enfin un service nouvellement organisé
d'électrothérapie et de radiographie.

Le nombre des lits a dû forcément suivre une marche
toujours ascendante et aujourd'hui l'hôpital donne asile à
six cent cinquante malades, ce qui, comparé au chiffre indiqué
ci-dessus, en 1861, de quatre cent soixante-quatorze, fait une
augmentation de cent soixante-seize.

Il en est résulté que le personnel, n'étant plus suffisant,
s'est accru dans les mêmes proportions. Il s'élève actuellement
à cent cinquante-six personnes.

Lors de la laïcisation de l'hôpital, le 23 janvier 1888, on
substitua, aux noms des salles placées sous le vocable des
saints, ceux de savants, plus spécialement de médecins ou chirurgiens ayant acquis une certaine célébrité.

En voici le tableau comparatif :

Anciens noms	*Nouveaux noms*
Sainte-Anne.	Piorry.
Sainte-Madeleine.	Cruveilhier.
Saint-Jean-de-Dieu.	Corvisart.
Sainte-Julie.	Guyot.
Saint-Basile.	Beau.
Sainte-Catherine.	Gosselin.

Anciens noms	*Nouveaux noms*
Sainte-Vierge.	Velpeau.
id.	Trélat.
Saint-Joseph.	Andral.
Sainte-Marthe.	Briquet.
Sainte-Rose.	Petit.
Saint-Jean.	Boyer.
Saint-Louis.	Vulpian.
Saint-Michel.	Rayer.
Sainte-Marie.	Damaschino.
Saint-Ferdinand.	Louis.
Saint-Félix.	Laënnec.
Saint-Charles.	Bouillaud.

Les salles Velpeau, Trélat, Rayer, Boyer, Laënnec, Bouillaud, font partie de l'époque ancienne.

Elles ont été simplement converties en trois pièces. Elles contenaient quatre-vingt-huit lits avant leur transformation.

Les salles Corvisart et Cruveilhier sont de la fin du XVIIIe siècle puisqu'elles ont été spécialement construites lors de l'ouverture de l'école clinique.

Les autres sont modernes.

CHAPITRE VI

ORGANISATION ACTUELLE

*Topographie. — Superficie. — Description des bâtiments.
Nombre de salles et de lits.*

Au point de vue topographique, l'établissement est ce qu'il était au xviiie siècle, limité au nord par la rue Jacob, à l'est par la rue des Saints-Pères, au sud par le boulevard Saint-Germain et à l'ouest par la rue Saint-Benoît.

Il occupe un emplacement de 16.085 m. 50 et est divisé en trois cours principales se succédant en ligne droite jusqu'aux bâtiments de l'Académie de médecine.

L'entrée principale est située rue Jacob, 47, presque à l'angle de la rue des Saints-Pères.

En pénétrant à l'intérieur, on trouve au rez-de-chaussée, à gauche, la loge du concierge, puis immédiatement après les locaux affectés au service des consultations qui comprennent : une vaste salle d'attente, un cabinet pour le médecin consultant avec chambre spéciale réservée aux examens ; deux autres grandes pièces sont affectées à la consultation chirurgicale ; deux de moindre dimension sont réservées à l'électrothérapie, la radiographie, la radioscopie; un local est mis à la disposition du chirurgien-dentiste ; enfin le poste des brancardiers et les waters-closets complètent l'aménagement du service.

L'entrée des malades qui viennent aux consultations est un peu à gauche de l'entrée principale et donne sur le chantier et l'étuve à désinfection.

A droite sont les bureaux de la direction et le cabinet du Directeur.

Dans la première cour, à gauche, le cabinet du pharmacien, la pharmacie, la salle de garde des internes en pharmacie ; à droite, les boutiques louées par l'Administration qui donnent rue des Saints-Pères et sur les trois cours de l'hôpital ; le cabinet et le vestiaire des chefs de service, la salle de garde des internes en médecine.

L'entresol comprend : à gauche, des logements affectés au personnel ; à droite, ceux du concierge et du commis de la direction, puis les locaux attenant aux boutiques.

Le premier étage est occupé, à droite, par l'appartement du directeur, celui de l'économe et du commis à l'économat ; à gauche, par la salle Velpeau et l'amphithéâtre de M. le professeur Tillaux ; en face, fermant le quadrilatère, la salle Trélat. Au second, au-dessus de Velpeau est la salle Andral, puis au-dessus de Trélat la salle Gosselin ; à droite, la bibliothèque, les chambres des internes, celles réservées à l'isolement des malades de chirurgie de la salle Gosselin avec une salle d'opérations y attenant et l'appartement du pharmacien. Les combles sont occupés par les dortoirs et les logements du personnel.

Dans la seconde cour, le rez-de-chaussée comprend : à gauche, une partie de la pharmacie, la cuisine et ses dépendances ; en face, une réserve de la cuisine, les bureaux de l'économat et le vestiaire des malades, puis à droite la continuation des boutiques de la rue des Saints-Pères.

Au premier, à gauche, la salle Boyer ; en façade, la salle Rayer ; à droite, la salle Louis.

Au second, au-dessus de Boyer, la salle Petit ; au-dessus de Rayer, la salle Briquet, et au-dessus de Louis, la crèche.

La troisième cour comporte au rez-de-chaussée, à gauche, la cuisine et ses dépendances, le magasin d'habillement, les réfectoires et la buanderie ; en façade, le caveau au linge, les magasins ; à droite, la continuation et fin des boutiques de la rue des Saints-Pères.

Au premier, à gauche, les salles Laënnec et Bouillaud ; à droite, la salle Vulpian, la lingerie ; en façade, l'amphithéâtre des cours de M. le professeur Potain, des locaux dépendant de l'Académie de médecine et, en retour, un logement d'employé.

Au second, à gauche, au-dessus de Laënnec, la salle Frère-Côme ; au-dessus de Bouillaud, la salle Piorry ; à droite, au-dessus de Vulpian, la salle Beau ; au-dessus de la lingerie, la salle Damaschino ; en façade, la salle Corvisart, les laboratoires et cabinets de ces services.

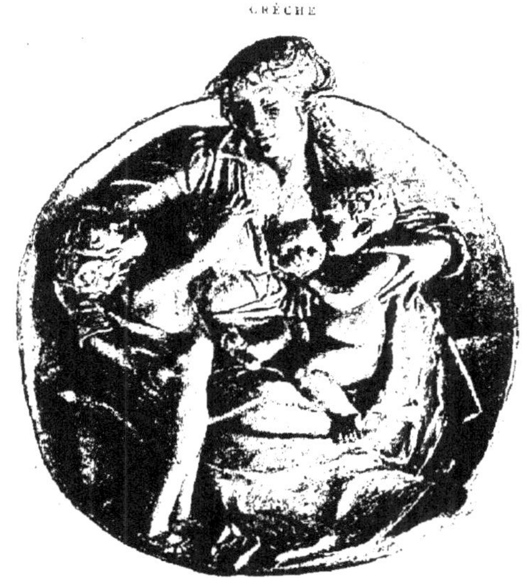

La Maternité

Sous les combles, au-dessus de Corvisart et en continuation, les deux petites salles Cruveilhier et un logement d'employé.

Dans la seconde cour, à gauche, on passe sous une voûte qui conduit à l'entrée de l'escalier principal donnant accès aux salles Velpeau, Trélat et Boyer, puis à l'amphithéâtre des cours et concours situé au premier, aux salles Gosselin, Petit et Andral au second, et enfin à la salle d'opérations et chambres d'isolement du service Petit, aux dortoirs et logements.

En continuant en ligne droite après ce passage, on arrive aux bains, aux écuries et remise au-dessus desquelles sont deux logements d'employés.

En tournant à droite de la voûte, il existe sur la gauche une cour surélevée de quelques marches où sont les ateliers, la chapelle, et où l'on a provisoirement installé la salle des morts et les salles d'autopsie.

Derrière la chapelle et parallèlement, une seconde cour-promenoir servant aux malades hommes et dans le fond le magasin aux matelas.

En longeant les bâtiments de la cuisine qui occupent la droite et avant d'arriver à l'atelier de plomberie qui est au fond de cette cour, on pénètre à gauche dans une allée et dernière cour qui conduit, à l'extrémité de l'hôpital, à la maternité.

Le principe adopté pour les malades a été l'installation des salles d'hommes au premier, celles des femmes au second, et, à une exception près, chaque chef de service a la salle affectée aux femmes immédiatement au-dessus de celle réservée aux hommes.

Chauffage et ventilation

Les salles de malades sont chauffées par des appareils à charbon de terre installés au premier étage avec repos de chaleur au second. C'est donc l'étage inférieur qui distribue le calorique à l'étage supérieur.

Les salons précédant les salles ont de grandes cheminées alimentées par du coke.

Les chambres d'isolement des services de chirurgie ont également des cheminées à coke.

La maternité a un chauffage mixte, savoir : le bâtiment neuf (aile gauche), desservi par un calorifère à air chaud ; le vieux bâtiment, par des poêles à coke dans chaque pièce.

La ventilation est assurée par des cheminées d'appel qui reçoivent l'air vicié et le rejettent au dehors, mais seulement pour les bâtiments construits sur la rue des Saints-Pères. Les anciennes salles n'ont aucune ventilation, sauf le système récemment adopté par M. le professeur Potain dans son service d'hommes et de femmes, remplaçant deux vitres ordinaires à chaque fenêtre par deux carreaux superposés laissant un espace où l'air peut circuler, extérieurement par le bas, intérieurement par le haut.

Éclairage

Les salles sont encore, pour la plupart, éclairées par des veilleuses ; les services de chirurgie et la maternité seulement ont des appareils à gaz.

Les services généraux, cours, couloirs, escaliers, sont éclairés au gaz.

Salubrité

La vidange se fait au moyen de tinettes (système diviseur).

L'étuve à vapeur fonctionne journellement pour la désinfection des effets des entrants et de la literie des malades sortis ou décédés.

Un four à incinérer les ouates est installé à côté de l'étuve et est également mis en service tous les jours.

Eaux

L'hôpital est alimenté :

Partie en eau de source (Vanne).
Partie en eau de rivière (Seine).
Petite partie en eau de rivière (Ourcq).

Nombre de lits

L'hôpital de la Charité contient 650 lits réglementaires ainsi répartis :

		HOMMES	FEMMES	ENFANTS	TOTAL
Médecine (maladies aiguës)		206	182	»	388
Chirurgie	—	86	58	»	144
Médecine	Crèche. . .	»	14	»	14
	Berceaux. .	»	»	14	14
Maternité	Accouchées. .	»	40	»	40
	Femmes enceintes. . .	»	10	»	10
	Berceaux. . .	»	»	40	40
Total		292	304	54	650

Mouvement de population de 1891 à 1898

ANNÉES	EXISTANTS le 1er janv.		ENTRÉS		TOTAL des existants et des entrés	SORTIS		DÉCÉDÉS		TOTAL des sortis et des décédés	RESTANT le 31 décembre		TOTAL des restants	MOYENNE de la mortalité	
	Méd.	Chir.	Méd.	Chir.		Méd.	Chir.	Méd.	Chir.		Méd.	Chir.		Méd.	Chir.
1891	401	131	6.115	1.449	8.096	5.506	1.404	547	80	7.537	434	125	559	8,88	5,52
1892	431	125	6.978	1.616	9.158	6.277	1.569	633	84	8.563	445	145	590	9,07	5,25
1893	445	145	7.455	1.670	9.425	6.459	1.653	666	72	8.850	434	131	565	9,30	4,31
1894	434	131	7.091	1.716	9.372	6.387	1.657	642	80	8.766	457	149	606	9,05	4,66
1895	457	149	6.590	1.578	8.714	5.945	1.519	642	86	8.162	418	134	552	9,37	5,45
1896	418	134	5.822	1.461	7.835	5.211	1.413	580	102	7.300	438	88	526	9,96	6,96
1897	438	88	6.403	1.611	8.510	5.788	1.516	569	74	7.947	460	133	593	8,88	4,50
1898	400	133	6.624	1.857	9.074	6.041	1.796	574	86	8.497	431	146	577	8,66	4,63

Population secourue

CIRCONSCRIPTION HOSPITALIÈRE

Un arrêté du 3 décembre 1895, modifié par la circulaire du 21 novembre 1896, a divisé Paris en circonscriptions hospitalières.

Sauf les cas d'urgence où l'hospitalisation est accordée à tout malade dont l'état nécessite une admission immédiate, les personnes désirant consulter ou entrer dans un établissement de l'Administration de l'Assistance publique doivent s'adresser à l'hôpital de leur quartier désigné pour les recevoir.

La Charité a dans ses attributions les quartiers ci-après :

1er arrondissement: Saint-Germain-l'Auxerrois.
  — Palais-Royal.
  — Place-Vendôme.
2e arrondissement : Vivienne.
  — Gaillon.
  — Mail.
6e arrondissement : Saint-Germain-des-Prés.
  — Monnaie.
  — Notre-Dame-des-Champs.
  — Odéon.
7° arrondissement: Saint-Thomas-d'Aquin (partie comprise entre les rues de Grenelle, de Bellechasse, des Saints-Pères et la Seine).

Consultations

Le service des consultations a lieu tous les jours à 9 heures du matin pour la médecine, la chirurgie, les femmes enceintes, et les mardis et samedis à la même heure pour les maladies des dents.

Il est confié à des praticiens spécialement désignés en dehors des chefs de service de l'hôpital.

Une exception a été faite pour M. le professeur Potain qui, le mercredi, continue à donner ses conseils aux malades qui se présentent et qui désirent avoir son avis.

Nombre de consultations en :

	1896	1897	1898
Médecine	8.595	7.010	6.810
Chirurgie	7.373	8.696	11.936
Maladies des dents	2.083	2.311	2.495
Total	18.051	18.017	21.241

Personnel

Le personnel attaché à l'établissement se décompose de la manière suivante :

Personnel administratif

- 1 directeur.
- 1 économe.
- 2 commis expéditionnaires (tous logés).

Personnel médical

- 6 médecins.
- 2 chirurgiens.
- 1 accoucheur.
- 1 médecin consultant.
- 1 chirurgien consultant.
- 1 médecin chargé du laboratoire d'électrothérapie, radiographie et radioscopie.
- 1 pharmacien.
- 12 internes en médecine.
- 8 internes en pharmacie.
- 45 externes.

Personnel secondaire

- 5 surveillantes.
- 18 sous-surveillants et sous-surveillantes.
- 17 suppléants et suppléantes.
- 9 premiers infirmiers et infirmières.
- 108 infirmiers et infirmières.

Personnel à la journée

- 1 ouvrier plombier.
- 1 ouvrier menuisier.
- 1 chauffeur.
- 1 chef de cuisine.
- 1 sous-chef cuisinier.
- 2 étuvistes.
- 2 buandières.
- 1 garçon de laboratoire.
- 6 lingères.
- 2 éplucheuses.
- 1 homme de peine ascensionniste.

Services hospitaliers

Les services hospitaliers sont constitués ainsi qu'il suit :

NATURE des SERVICES	NOMS des CHEFS DE SERVICE	DÉSIGNATION des SALLES	NOMBRE DE LITS H.	F.	G.	F.	Berceaux	ÉLÈVES Internes	Externes	Sages-femmes	PERSONNEL SECONDAIRE Surveill. H.	Surveill. F.	Sous-surveill. H.	Sous-surveill. F.	Suppl. H.	Suppl. F.	1ers Infirmiers H.	1ers Infirmiers F.	Panseurs H.	Panseurs F.	Infirmiers H.	Infirmiers F.	Nourrices	TOTAL
Médecine	Dr Moutard-Martin	Louis	30	»	»	»	»	»	»	»	»	»	»	»	»	1	»	»	»	»	3	»	»	4
		Andral	»	30	»	»	»	1	4	»	»	»	»	1	»	»	»	»	»	»	1	2	»	4
—	Dr Oulmont	Laënnec	30	»	»	»	»	»	»	»	»	»	»	»	»	1	»	»	»	»	3	»	»	4
		Frère-Côme	»	30	»	»	»	1	3	»	»	»	»	»	»	1	»	»	»	»	1	2	»	4
—	Dr Gouraud	Vulpian	30	»	»	»	»	»	»	»	»	»	»	1	»	»	»	»	»	»	3	»	»	4
		Beau	»	30	»	»	»	1	5	»	»	»	»	1	»	»	»	»	»	»	1	3	»	5
		Crèche	»	14	»	»	14	»	»	»	»	»	»	»	»	1	»	»	»	»	1	2	1	5
—	Dr Labadie-Lagrave	Rayer	32	»	»	»	»	»	»	»	»	»	»	»	»	1	»	»	»	»	2	»	»	3
		Briquet	»	32	»	»	»	1	4	»	»	»	»	1	»	»	»	1	»	»	1	2	»	5
Clinique médicale	Dr Potain	Bouillaud	30	»	»	»	»	»	»	»	»	»	»	1	»	»	»	»	»	»	4	»	»	5
		Piorry	»	30	»	»	»	1	4	»	»	»	»	1	»	»	»	1	»	»	1	2	»	5
Médecine	Dr Bouchard	Corvisart	34	»	»	»	»	»	»	»	»	»	»	1	»	»	»	»	»	»	1	3	»	5
		Cruveilhier	»	30	»	»	»	1	6	»	»	»	»	»	»	1	»	»	»	»	1	2	»	4
		Damaschino	20	»	»	»	»	»	»	»	»	»	»	»	»	»	»	»	»	»	3	»	»	3
Clinique chirurgicale	Dr Tillaux	Velpeau	30	»	»	»	»	1	»	»	»	»	»	»	»	»	»	»	»	»	»	»	»	»
		Trélat	30	»	»	»	»	1	7	»	»	1	»	»	»	1	»	»	1	»	8	»	»	11
		Gosselin	»	28	»	»	»	1	»	»	»	»	»	»	»	1	»	1	»	»	2	3	»	7
		Ovariotomie	»	4	»	»	»	»	»	»	»	»	»	»	»	»	»	»	»	»	»	2	»	2
Chirurgie	Dr Campenon	Boyer	26	»	»	»	»	1	»	»	»	1	»	»	»	»	»	»	»	»	4	»	»	5
		Petit	»	24	»	»	»	1	4	»	»	»	»	1	»	»	»	»	»	1	1	3	»	6
		Isolement	»	2	»	»	»	»	»	»	»	»	»	»	»	»	»	»	»	»	1	2	»	3
Maternité	Dr Maygrier	Accouchées	»	40	»	»	40	1	4	3	»	1	»	»	»	3	»	1	»	»	3	14	»	22
		Fmes enceintes	»	10	»	»	»	»	»	»	»	»	»	»	»	»	»	»	»	»	»	»	»	»
Service de veille et remplacements			»	»	»	»	»	»	»	»	»	»	»	1	»	3	»	»	»	»	»	»	»	4
	TOTAUX		292	304	»	»	54	12	41	3	»	3	»	9	»	14	»	4	1	1	45	42	1	120

Services généraux

Cuisine. — Le service est dirigé par une surveillante ayant sous ses ordres une suppléante, un chef et un sous-chef de cuisine à la journée, quatre garçons de cuisine, un garçon de réfectoire et deux éplucheuses à la journée.

Sommellerie. — Un suppléant est chargé de la cave.

Magasins. — Les magasins et objets de literie sont confiés à un garde-magasin ayant rang de sous-surveillant.

Lingerie. — La lingerie se compose d'une surveillante, une suppléante, un garçon, deux filles de service et six ouvrières lingères à la journée, occupées au raccommodage et au repassage.

Vestiaire. — Le vestiaire est tenu par une première infirmière.

Buanderie. — La petite buanderie, sous les ordres de la surveillante de la lingerie, occupe un garçon et deux laveuses à la journée. On ne lave que le linge à pansement, les effets du personnel et un certain nombre de blouses ou peignoirs antiseptiques. Le linge est blanchi par l'hôpital Laënnec qui fait deux livraisons par semaine (lundi et jeudi).

Pharmacie. — A ce service sont attachés un sous-surveillant garde-magasin et deux garçons.

Bains. — Un garçon et une fille en sont chargés. L'hôpital donnait il y a quelques années des bains externes. Ils ont dû être supprimés par suite du mauvais état de ce service, dont la reconstruction est depuis longtemps en projet.

Chantier. — Un garçon sous les ordres directs de l'économe.

Salle des morts. — Tenue par un garçon d'amphithéâtre. Les corps non réclamés sont dirigés sur l'École de médecine.

L'inhumation de ceux réclamés par les familles a lieu au cimetière de Bagneux.

Renseignements divers

Laboratoires. — Chaque chef de service a un laboratoire spécial. M. le docteur Maygrier, seul, reçoit pour le sien une subvention de 1.500 francs.

Les deux professeurs de clinique médicale et chirurgicale ont leurs laboratoires entretenus par la Faculté de médecine.

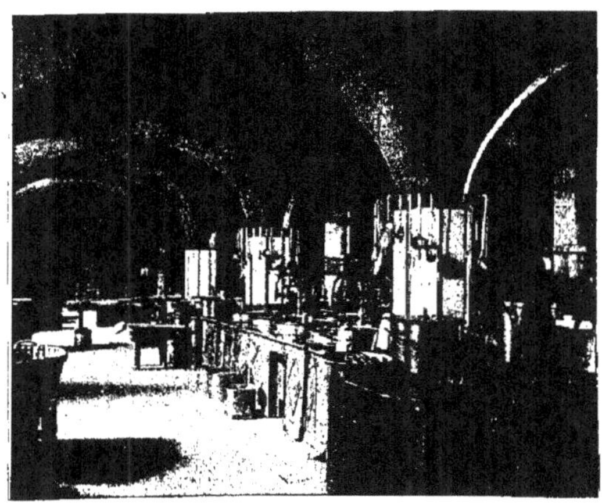

LA CUISINE

Bibliothèques. — Des bibliothèques pour les internes sont entretenues au moyen de dons, de cotisations des élèves et de subventions votées chaque année par le Conseil municipal (400 francs pour les internes en médecine, 300 francs pour les internes en pharmacie).

Les malades ont également une bibliothèque pour laquelle il est alloué annuellement un crédit de 150 francs et une partie des arrérages de la fondation Godard.

Personnel attaché au service des malades

DÉSIGNATION des SERVICES	SURVEILLANTS		SOUS-SURVEILLANTS		SUPPLÉANTS		1ers INFIRMIERS		PANSEURS		INFIRMIERS GARÇONS ET FILLES DE SERVICE		TOTAL
	H	F	H	F	H	F	H	F	H	F	H	F	
Ventouses	»	»	»	»	»	»	»	1	»	»	»	»	1
Portes	»	»	1	1	2	»	»	»	»	»	»	»	4
Bureaux	»	»	1	»	»	»	2	»	»	»	»	»	3
Consultation	»	»	»	»	»	»	1	1	»	»	1	»	3
Cuisine	»	1	»	»	»	1	»	»	»	»	5	»	7
Sommellerie	»	»	»	»	1	»	»	»	»	»	»	»	1
Magasins	»	»	1	»	»	»	»	»	»	»	»	»	1
Lingerie	»	1	»	»	»	1	»	1	»	»	1	3	7
Vestiaire	»	»	»	»	»	»	»	1	»	»	»	»	1
Linge à pansements	»	»	»	»	»	»	»	»	»	»	»	1	1
Buanderie	»	»	»	»	»	»	»	»	»	»	1	»	1
Pharmacie	»	»	1	»	»	»	»	»	»	»	2	»	3
Bains	»	»	»	»	»	»	»	»	»	»	1	1	2
Chantiers	»	»	»	»	»	»	»	»	»	»	1	»	1
Salle des morts	»	»	»	»	1	»	»	»	»	»	»	»	1
Service de propreté	»	»	»	»	»	»	»	»	»	»	4	»	4
Charretier	»	»	1	»	»	»	»	»	»	»	»	»	1
	»	2	5	1	4	2	3	4	»	»	16	5	42

Dépenses en argent

Tableau des dépenses constatées aux comptes financiers :

SOUS-CHAPITRES	NATURE DES DÉPENSES	1896	1897
1	Personnel administratif. . .	20.215 78	20.615 75
2	Impressions	454 30	456 85
2 bis	Frais de cours	999 70	1.116 65
7	Personnel médical	40.166 42	42.578 58
8	Personnel secondaire. . . .	98.084 57	105.093 73
9	Bâtiments	32.966 38	41.264 62
10	Pharmacie.	44.704 40	44.089 04
11	Boulangerie	22.202 03	26.318 19
12	Boucherie.	94.871 83	89.448 61
13	Cave	40.437 »	39.277 »
14	Comestibles	92.131 34	89.552 79
15	Combustibles	51.358 64	56.163 40
16	Blanchissage.	23.429 71	29.570 32
17	Coucher, linge, habillement.	57.014 92	73.314 87
18	Appareils et instruments . .	68.013 62	67.945 89
19	Transports.	2.112 39	3.912 99
20	Eaux, salubrité.	40.188 17	46.886 84
	TOTAL.	729.351 20	777.600 12

Consommation en matières

NATURE DES DÉPENSES	1896	1897
Nombre de journées	261.960	267.697
Dépenses.	729.351 20	777.600 12
Prix de journée.	2 fr. 784	2 fr. 904
Pain.	103.346 k.	104.225 k.
Viande.	69.615 k.	70.236 k.
Vin	78.461 l.	77.076 l.
Lait	149.792 l.	154.960 l.

ANNEXES

---

*Nomenclature des prieurs du premier hôpital de l'ordre de
la Charité fondé à Paris, en 1601, par la reine Marie de
Médicis.*

Le père Jean Bonelli, de 1601 au 3 juillet 1610. (Était le supérieur des
quatre frères que Marie de Médicis fit venir d'Italie à cette époque, et qui
fonda l'hôpital de la Charité par lettres patentes du roi Henri IV en date
du mois de mars 1602.)

Le père Gabriel de la Sarte, du 3 juillet 1610 au 30 avril 1617.

Le père Grégoire Deprati, nommé en 1616, mais qui refusa de se
rendre en France et ne prit pas possession de son poste.

Le père Gaspard Achard, 1er mai 1617 au 10 décembre 1618.

Le père Vincent Gérard, décembre 1618 au 24 septembre 1619.

Le père Jérôme de Vallois, 1619 au 8 avril 1622.

Le père Olivier Digier, 8 avril 1622 au 28 avril 1624.

Le père Dominique Asselin, 1624 à 1627.

Le père Olivier Digier, 1627 à 1630.

Le père Denis Coulon, 1630 à 1633.

Le père Olivier Digier, 1633 à 1636.

Le père Bonaventure Lamiron, 1636 à 1639.

Le père Vincent Poinsot, 1639 à 1642.

Le père Eustache Papelard, 1642 au 7 mars 1643. (Date à laquelle il
fut déposé.)

Le père Sébastien Perrin, 7 mars 1643 au 17 mai 1645.

Le père Vincent Poinsot, 1645 à 1648.

Le père Barnabé Perrier, 1648 à 1651.

Le père Barnabé Moncelet, 1651 à 1654.

Le père Dauphin-Ville, 1654 à 1657.

Le père Cyrille Aubereau, 1657 à 1660.
Le père Ange Papillon, 1660 à 1663.
Le père Gervais Levert, 1663 à 1666.
Le père Dauphin-Ville, 1666 à 1669.
Le père Cyrille Aubereau, 1669 à 1672.
Le père Denis Cassin, 1672 à 1675.
Le père Joseph Grimaud, 1675 à 1678.
Le père Mathias Goddé, 1678 à 1681.
Le père Athanase Tribou, 1681 à 1684.
Le père Jacques Boucher, 1684 à 1687.
Le père Félix Houbé, 1687 à 1690.
Le père Blaise Chappus, 1690 à 1693.
Le père Pacifique Levêque, 1693 à 1696.
Le père Blaise Chappus, 1696 à 1699.
Le père Laurent Borne, 1699 à 1702.
Le père Blaise Chappus, 1702 à 1705.
Le père Félix Houbé, de 1705 à 1708.
Le père Blaise Chappus, de 1708 à 1711.
Le père Rogatien Thoynard, 1711 à 1714.
Le père Maximin Champagne, 1714 à 1717.
Le père Rogatien Thoynard, 1717 à 1720.
Le père Lucien Delacousture, 1720 à 1723.
Le père Dominique Foubert, 1723 à 1724.
Le père Athanase Duhalde, 1726 à 1729.
Le père Bernardin Jumel, 1729 à 1732.
Le père Marcel Halbou, de 1732 à 1735.
Le père Agatange Falais, 1735 à 1738.
Le père Marcel Halbou, de 1738 à 1741.
Le père Benjamin Delancourt, 1741 à 1744.
Le père Adrien Turpin, de 1744 à 1747.
Le père Benjamin Delancourt, de 1748 à 1753.
Le père Coquereau, de 1753 à 1754.
Le père Baulard, de 1754 à 1759.
Le père Deslauriers, de 1759 à 1775.
Le père Garnier, de 1775 à 1780.
Le père Vigier, de 1789 à 1793.
Le père Cognasse des Jardins, de 1793 à 1795.

Directeurs

M. Turquie, de 1803 à 1830.
M. Jourdan, de 1830 à 1846.
M. Blandet, de 1846 à 1851.

M. Bourriot, de 1851 à 1852.

M. Matouillot, de 1852 à 1857.

M. Roger, de 1857 à 1865.

M. Morisot, de 1865 à 1871.

M. Francière, de 1871 à 1873.

M. Joret, de 1873 à 1878.

M. Baudry, de 1878 à 1880.

M. Francière, de 1880 à 1887.

M. Girard, de 1887 à 1889.

M. Gillet, de 1889 (encore en fonctions).

Médecins

M. Dumangin, de 1789 à 1803.

M. Hallot, de 1789 à 1790.

M. Corvisart, de 1789 à 1822.

M. Desmarets, de 1789 à 1791.

M. Calmé, de 1790 à 1796.

M. Leroux, de 1803 à 1817.

M. Bayle, de 1808 à 1816.

M. Fouquier, de 1808 à 1850.

M. Lerminier, de 1817 à 1837.

M. Chomel, de 1825 à 1831.

M. Rullier, de 1829 à 1837.

M. Rayer, de 1831 à 1859.

M. Andral, de 1837 à 1859.

M. Bally, de 1837 à 1840.

M. Cruveilhier, de 1840 à 1857.

M. Briquet, de 1847 à 1862.

M. Piorry, de 1851 à 1864.

M. Nonat, de 1857 à 1870.

M. Beau, de 1859 à 1866.

M. Pelletan, de 1859 à 1871.

M. N. Guyot, de 1862 à 1867.

M. Bouillaud, de 1864 à 1875.

M. Béhier, de 1865 à 1867.

M. Monneret, de 1865 à 1869.

M. Bourdon, de 1867 à 1880.

M. Pidoux, de 1867 à 1873.

M. G. Sée, de 1868 à 1876.

M. Bernutz, de 1870 à 1885.

M. S. Empis, de 1872 à 1879.

M. Woillez, de 1874 à 1877.

M. Hardy, de 1876 à 1882.
M. Vulpian, de 1876 à 1882.
M. Laboulbène, de 1877 à 1891.
M. Chauffard, de 1879 à 1879 (3 mois), décédé en fonctions.
M. Desnos, de 1879 à 1893, où il est décédé en fonctions.
M. Raynaud, de 1880 à 1881.
M. Peter, de 1882 à 1886.
M. Feréol, de 1882 à 1891.
M. Luys, de 1884 à 1894.
M. Potain, de 1886, encore en fonctions.
M. Blachez, de 1887 à 1890, décédé en fonctions.
M. C. Paul, de 1890 à 1896, décédé en fonctions.
M. Brouardel, de 1891 à 1894.
M. Cornil, de 1891 à 1892.
M. Bouchard, de 1892, encore en fonctions.
M. Straus, de 1893 à 1895.
M. Gouraud, de 1894, encore en fonctions.
M. Labadie-Lagrave, 1895, en fonctions.
M. Moutard-Martin, 1895, en fonctions.
M. Oulmont, 1897, en fonctions.

Chirurgiens

M. Deschamps, de 1789 à 1824.
M. Süe fils, de 1789 à 1796.
M. Boyer, de 1794 à 1834.
M. Roux, de 1816 à 1835.
M. Guerbois, de 1834 à 1839.
M. Velpeau, de 1835 à 1868.
M. Gerdy, de 1839 à 1855.
M. Manec, de 1857 à 1860.
M. Malgaigne, de 1860 à 1863.
M. Denonvilliers, de 1863 à 1872.
M. Gosselin, de 1867 à 1886.
M. Trélat, de 1871 à 1881.
M. Desprès, de 1881 à 1896, décédé en fonctions.
M. Trélat, de 1884 à 1890.
M. Duplay, de 1890 à 1893.
M. Tillaux, de 1893, encore en fonctions.
M. Campenon, 1897, encore en fonctions.

Accoucheurs

M. Budin, octobre 1882 à 1895.
M. Porak, de 1895 à 1898.
M. Maygrier, de 1898, encore en fonctions.

VESTIAIRE DES MÉDECINS

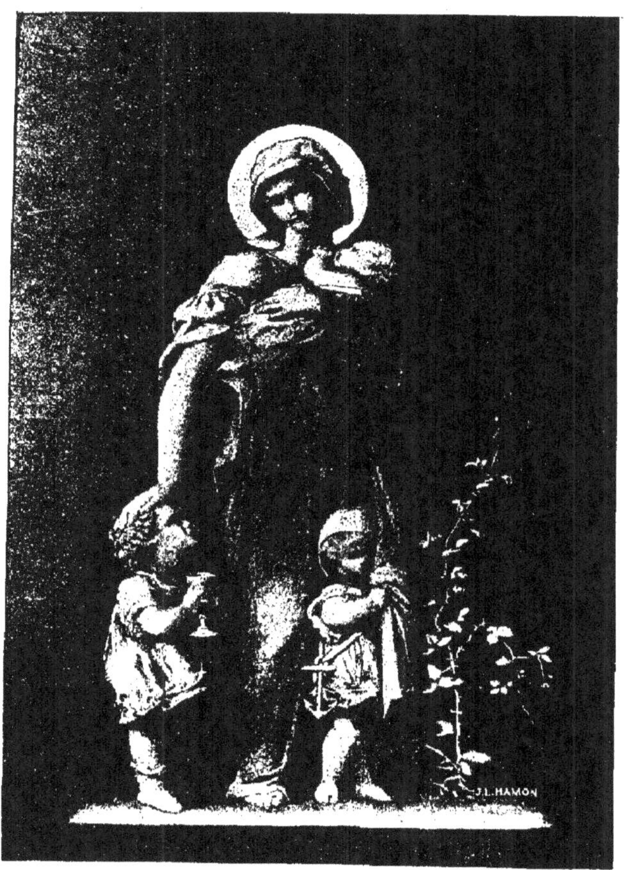

La Foi, l'Espérance et la Charité, de Hamon

Pharmaciens

M. Boudet, de 1805 à 1818.
M. Pétroz, de 1819 à 1837.
M. Quevenne, de 1838 à 1855.
M. Regnauld, de 1856 à 1859.
M. Fordos, de 1859 à 1878.
M. Personne, de 1878 à 1880, décédé.
M. Méhu, de 1881 à 1887, décédé.
M. Guinochet, 1888, encore en fonctions.

Œuvres d'art

Les frères de Saint-Jean de Dieu possédaient des œuvres d'art d'une certaine valeur.

Ils avaient orné leurs salles de peintures dues à des artistes de talent.

Un des leurs avait enluminé un graduel en deux volumes, l'un de 208 pages, l'autre de 234, intitulé :

« Graduel à l'usage des Religieux de la Charité, l'an MDCLX », puis un troisième antiphonaire ayant pour titre : « Vesperæ sanctorum ad usum FF charitatis ordinis S. Joannis de Déo, » contenant 235 pages avec cette mention : « E. Paulinus Montacier, sacerdos charitatis ordinis S. Patris N. Joannis de Déo, faciebat 1700 ».

Ces antiphonaires, sur très beau parchemin, sont de vraies merveilles de patience, où figurent des peintures extrêmement fines, des lettres ornées, des culs-de-lampe à presque chaque page. Ils sont précieusement conservés dans des vitrines spéciales aux archives de l'Administration et font l'admiration des connaisseurs.

Dans l'une des salles de l'hôpital, Testelin avait représenté saint Louis soignant les malades.

Restout avait brossé deux belles toiles dont les sujets étaient tirés de l'Évangile.

Dans la salle Saint-Michel, Lebrun avait peint la Charité sous l'emblème d'une femme qui répand de l'eau sur un brasier enflammé.

Dans le cabinet du Directeur, peu approprié pour leur mise en valeur, figurent sept toiles, dont une hors pair, attribuée à Philippe de Champaigne, a été admise à l'Exposition de 1889. Elle représente une bienfaitrice de l'hôpital, Mme de Bullion, et porte cette inscription au bas du tableau :

« Haute et puissante dame Madame Angélique Faure, veuve de haut et puissant seigneur messire Claude de Bullion, ministre d'État, commandeur et garde des sceaux des ordres du Roy, surintendant des finances et Président en sa cour de Parlement, fondatrice de l'hôpital de la Charité des convalescens. »

Trois représentent des généraux de l'ordre des frères de Saint-Jean de Dieu avec les mentions ci-après :

« Révérend père Julius François Banfi, Mélanodiensis généralis electus diè 20 April 1766. »

« Révérend père Léopoldus Banfi, Médiolanesis généralis electus diè 27 April 1760. »

« Révérend père Augustinus de Cardenas, Barcinonensis généralis électus diè 10 Mai 1772. »

Un des tableaux semble être une allégorie. L'artiste a fait le portrait d'une grande dame, évidemment bienfaitrice de l'hôpital, qui montre du doigt un navire, toutes voiles au vent, paraissant approcher du port.

(Des recherches personnelles me permettent d'affirmer qu'il s'agit de Mme la comtesse Lambert de Thibouville, femme d'un capitaine de vaisseau.)

Un autre est le portrait d'un membre du Parlement en costume.

Le dernier est une copie faite par Mlle Millh de la Charité d'André del Sarte.

L'exiguïté de la pièce n'a pas permis de placer une huitième toile, représentant un chanoine en tenue de chœur, qui a été transférée dans le bureau de l'économe.

Avant sa transformation actuelle, la chapelle, inaugurée en 1621, dont il a été parlé, contenait au milieu du sanctuaire de la Vierge un tombeau élevé sur lequel était la statue d'un prêtre à genoux avec cette inscription :

« Icy gist Messire Claude Bernard dit le pauvre prêtre, qui décéda le 23 Mars 1641. »

Piganiol de La Force dit à ce sujet :

« Me Bernard était de Dijon et fort riche de bien de patrimoine qu'il distribua aux pauvres pour lesquels il avait une charité sans bornes. Il était toujours avec eux, soit dans les prisons, soit dans les hôpitaux, et les consolait, les soulageait et les servait de toute manière. »

Cette statue était d'Antoine Benoist.

Dans la même chapelle furent inhumés les corps de Jacques Gauffre, maître ordinaire en la Chambre des comptes, qui mourut en 1654 ; de Denis Le Goux de La Berchère, premier Président du Parlement de Grenoble, mort en 1680.

Il avait institué l'hôpital légataire universel de tous ses biens.

On voyait, en entrant, à gauche, un tableau où Jouvenet avait représenté saint Jean de Dieu enlevé par les anges.

Une autre toile peinte par Dulin, de l'Académie royale de peinture, représentait Jésus-Christ guérissant les malades.

On remarquait aussi une Résurrection de Lazare, de Galloche, dont toutes les figures étaient les portraits de la femme, des filles, de la domestique et du porteur d'eau de ce peintre. (Dulaure, *Histoire de Paris*.)

Depuis cette époque, le mouvement artistique s'est accentué et notre collection s'est enrichie de toiles signées de grands maîtres.

L'ancienne salle de garde, devenue le cabinet et le vestiaire affectés au corps médical, jouit d'une réputation bien méritée.

C'est un véritable petit musée. Il n'est pas jusqu'à la salle de garde actuelle des internes qui ne s'associe chaque année à l'impulsion donnée par de nouvelles compositions.

Dix-neuf tableaux de genre et cinquante-cinq portraits ornent le cabinet médical.

Trois grandes toiles, signées de Feyen Perrin, de Gustave Doré et de Gillon représentent :

Une allégorie de Velpeau ; Esculape ; une clinique de Bouillaud (la Saignée).

Droz a peint : les Apothicaires.

Nazon : un Couchant de soleil.

Stéphane Baron a brossé deux petites toiles charmantes dont l'allégorie est transparente. L'une, les Amours malades, tous éclopés, vont frapper à la porte de Mercure ; l'autre nous montre ces mêmes Amours, gais, pimpants, munis de leurs flèches, sortant guéris et prêts à recommencer leurs exploits.

A côté, un joli paysage d'Harpignies ; un cours d'eau, par Flahaut ; une rivière, par Gassies.

Fauvel a représenté : le Médecin de campagne.

Achard a signé un paysage.

Le tableau de Français a pour titre : Une Herborisation.

Vernier, dans une scène humoristique, nous montre : le Maillot crevé.

Sur le panneau de la porte séparant le cabinet du vestiaire, une grisaille de tout premier ordre, de Hamon : la Foi, l'Espérance et la Charité.

Au coin de l'entrée, à droite, une femme poursuivie par l'Amour et qui semble le fuir : auteur Foullongue.

Il reste encore des vestiges de deux petits tableaux bien abimés dans les encoignures de droite et de gauche dont les signatures n'existent plus. L'un paraît avoir voulu consacrer le souvenir d'un feu d'artifice tiré sur l'eau avec un pont et des barques au premier plan.

L'autre, un bois avec des squelettes aux branches des arbres.

Les médaillons encadrant ces peintures sont les portraits des artistes qui ont décoré la salle, de médecins, chirurgiens, internes alors en fonctions, directeurs.

En voici la liste :

Stéphane Baron	Goupil
J.-L. Hamon	Dolbeau
Français	Nonat
Vernier	Charcot
Gassies	Gauthier
Gustave Doré	Tarnier
Feyen Perrin	Follin
Gillon	Broca
Flahaut	Beau
Foullongue	Robin
Nazon	Foucher
Harpignies	Bauchet
Achard	Depaul
Francière	Pelletan
Roger	Delpech
Gillet	Gübler
Couty	Gout
Millard	Ball
Godard	Beaumetz
Guyon	Descroizilles
Dupuy	Després
Piorry	Fauvel
Manec	Guerlain
Velpeau	Jouon
Bouillaud	Pierreson
Duboué	J. Simon
Richard	A. Tardieu
Briquet	

Dans la pièce réservée au vestiaire, le Dr Després avait fait don d'une toile et de seize gravures. La toile est une copie du tableau de Rembrandt intitulé la Leçon d'anatomie.

Les gravures sont les portraits de :

Laënnec	Velpeau
Corvisart	Malgaigne
Cruveilhier	Gosselin
Bouillaud	Gerdy
Ambroise Paré	Piorry
Boyer	

Puis : l'Entrée de l'hôpital ; le Mariage ; la Nativité ; les Quatre Patriarches ; Adam et Ève dans le Paradis.

Mme Maurice Raynaud a envoyé dernièrement le portrait de son mari qui a été placé auprès de ses anciens collègues.

Parmi les compositions diverses qui tapissent la salle de garde actuelle des internes en médecine, on remarque plus particulièrement : le Laboratoire, d'Olivié Bon ; l'Auscultation, de Ballery-Desfontaines (ces deux toiles mentionnées à l'exposition des Beaux-Arts en 1892) ; le Sommeil léthargique, d'Isaac d'Hatis, et les portraits des docteurs :

Potain	Cornil
Bouchard	Luys
Després	Desnos
Duplay	C. Paul
Budin	Tillaux.

Dans le salon qui précède les salles Velpeau et Trélat, figurent deux toiles. La première est le portrait du Dr Després qu'il a légué par testament à l'hôpital ; l'autre une allégorie représentant deux femmes : l'une, coiffée d'un casque et entourée d'un serpent, est Minerve ; la seconde, accompagnée d'une petite lampe et d'un coq. Il y a lieu de croire que l'artiste a voulu symboliser la Sagesse, dont Minerve était la déesse, protégeant la Médecine.

M. Hector Lemaire a offert à M. le Dr Constantin Paul qui l'a donnée pour sa salle, à l'occasion de l'inauguration de la crèche, le 3 décembre 1893, une terre cuite de grande dimension dont le sujet approprié au service auquel il était destiné nous montre une mère allaitant ses enfants.

M. François Coppée, qui assistait à la cérémonie d'ouverture, adressait, en cette circonstance, à son ami, les vers dont il voulut bien m'offrir l'autographe et que je suis heureux de reproduire :

Au docteur Constantin Paul, pour l'inauguration de sa Crèche
à l'hôpital de la Charité (3 décembre 1893)

Dès qu'il ouvre à la vie un regard étonné
L'homme se plaint et cherche une main qu'on lui tende.
Même au bord de la tombe, avant qu'il y descende,
La douleur, c'est la loi pour cet infortuné.

Mais, plus que tout, le cri que pousse un nouveau-né
Nous émeut, car alors l'injustice est trop grande ;
Alors notre pitié se révolte et demande
Pourquoi cet innocent est déjà condamné.

Du moins, ami, chez vous, calmé dans sa souffrance,
L'enfant pauvre est traité comme un dauphin de France,
En son royal berceau paré d'un cordon bleu ;

Et tandis qu'entouré de bien-être, il sommeille,
Ainsi que sur l'étable où vint au monde un Dieu,
Une étoile est ici, la Science qui veille.

FRANÇOIS COPPÉE.

Enfin le buste de Montyon, placé dans la salle d'attente des consul-tations ; celui de Vel-peau dans le salon qui précède la salle de ce nom; deux pen-dules style Empire et deux anciens plans encadrés terminent la série des œuvres que possède l'hôpi-tal.

Il existait en outre plusieurs inscrip-tions lapidaires qui ont été conservées et mises de côté.

J'en donne la transcription.

M. Ernest Coyec-que, membre de la

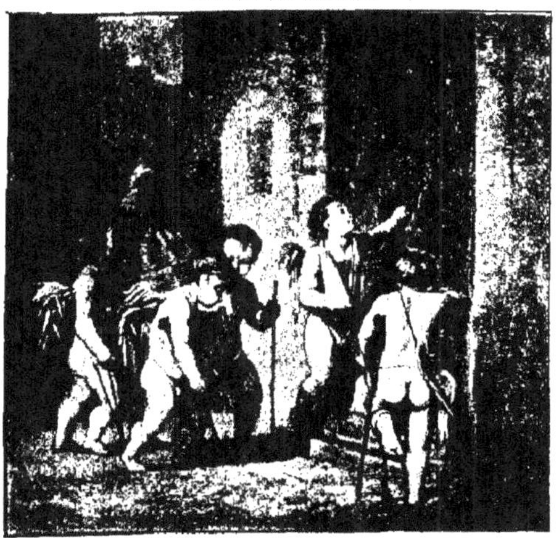

Les Amours malades

Société de l'Histoire de Paris, en a publié dans le « Bulletin » des mois de novembre et dé-cembre 1890, une notice et s'est livré à des recherches sur les personnages qui en avaient fait l'ob-jet.

La Commission du « Vieux Paris », lors de la visite qu'elle fit à la Cha-rité, avait manifesté le désir de voir ces documents anciens transportés au mu-sée Carnavalet où leur place paraît tout indiquée.

Aucune solution

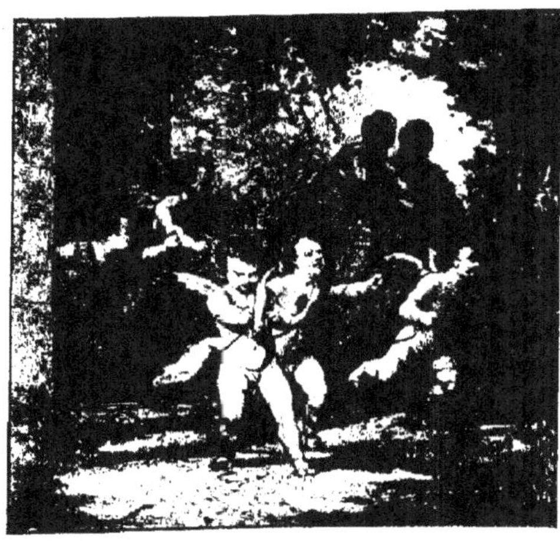

Les Amours guéris

n'a encore été donnée au vœu exprimé par cette commission.

I

Don de 1.000 livres de rente par François Joulet (1623)

Messire François Iovlet C^oner et avmosnier dv Roy
nostre Sire par contract de donaôn faicte entre
vifs et insinvée, passe par devant Claude Dauvergne et
Germain Tronson N^ores av Clet de Paris le 4 Ivillet
1623. a donné à Lhospital de l'ordre de la Charité dv
Bienhevrevx Iehan de Dieu, estably av Fauxbourg S^t
Germain dez prez, Mil livres de rente, faisantz partie
de plvs grande rente, constituee par Messrs les Prévost
des Marchantz et Eschevins dvd^t Paris aux Sieurs
Comtes Palatins par contract passé pardevât Landry
et Bergeron Notaires avd^t Chlet a prendre svr les
Greniers a sel des Generalitez dovltre Seine et
Yonne Picardie et Champagne, lad^e donastiô faicte
à la charge qve led^t Hospital et lesd^z Religieux n'y
leurs successevrs, ne povrrôt povr qvelque cavse
et pretexte qve ce soit, hypotheqver Vendre
engager, aliener av avltrement disposer, lesditz
mil livres de rente Et ovltre a la charge de les
remployer en avltres héritages ov rentes av profit
dvdit hopital en cas de rachapt.

Pour mémoire duquel don
cette table a esté faicte
Dieu fasse audit Sieur pardon
Et en Paradis le mette.

Requiescant in pace

(Marbre noir, haut. o^m518, larg. o^m438. Capitales romaines, sauf les quatre avant-dernières lignes qui sont en italique, et la dernière ligne qui est en minuscule romaine ; hauteur des lettres ordinaires, o^m007. Encastré dans un encadrement en pierre blanche avec insertions de marbre rouge et noir, l'ensemble du monument mesure o^m63 sur o^m55.)

II

Service religieux pour la famille Frezon (1631. 1662. 1666)

les religieux prieurs et convent de cet
hospital de la Charité sont obliger de
faire dire et celebrer à perpetuité 2
obits solennels par chacun an de fovrnir
ornements et luminaire a l'avtel represen-
tation et offrande povr le repos des ames
de fev m^re gvillaume frezon, vivant con^er du
roy en ses con. tresorier de france grâl
de ses finances et secret^re de sa ma^te maison
et covronne : et de dame marie hachette
son épouse, sçavoir le 26 april lende
main de St Marc povr ledit sievr frezon
et le xj aovst lendemain de sainct
lavrent povr ladite dame : et seront
tenus lesd. religievx de faire advertir à
chasques obits lad. dame pendant son vivât
M^r frezon, son fils con^er av parlem^t et apres
levrs deceds vn de levrs plvs proches héritiers conformement avx devx contracts
passez pardevant mounier et thomas no^res av
chastelet de paris le 4 may 1662
Bovrin et hvart le 29e dvdit mois 1666
plus sont tenvs de faire dire a perpetuité
vn obit solennel avec vigiles povr fev
M. françois frezon ancien eschevin de
cette ville de paris le vendredy de la
sepmaine de la passion comme il appert
par le contract passe p [ar] devant ▮▮▮▮ et parque
no^res av chastelet le 20 febvrier 1631.
Priez Dieu pour leurs Ames [1].

(Marbre noir, haut. 0^m520, larg. 0^m197. Capitales romaines, dorées, haut. 0^m008.)

1. Cette ligne est gravée en italique sur l'original.

III

Épitaphe de Thomas Legauffre (1646)

Cy gist Monsieur Maistre
Thomas legavffre vivant
Prestre Con^{er} dv Roy et
Maistre ordinaire en sa
chambre des comptes à Paris
successevr du Réverend Père
Bernard deced [é le vingt
vniesme ioⁿ de mars mil
six cens qvarente six av
qvel io^r les religievs de
l'hospital de la Charité
diront vng service svivât
la foundation passée par
devant Gavtier et Charlet
No^{res} av Chastellet de Paris
le seiziesme io^r de ivillet
mil siv cens cinqvante qvatre.
Priez Dieu pour le repos de son ame[1].

(Marbre noir, haut. 0^m60, larg. 0^m527. Capitales romaines, dorées, de 0^m15 de hauteur. Cette plaque est encastrée dans un tableau de pierre à insertions de marbre noir et rouge ; un fronton à la partie supérieure ; au bas une tête de mort. L'ensemble du monument mesure 0^m80 de hauteur sur 0^m75 de largeur.)

1. Cette ligne est gravée en italique sur l'original.

IV

Don par Henri Lévèque, sieur de la Liesse, de 100 livres
de rente (avant le 2 février 1649)

Henry Levesque Escuyer
Sr de la lesse Con^{er}   Secretté du Roy et de sa
Cour de Parlement leqvel
est decedé le 2e Fevrier
1649. a donné a cest Hospital
Cent livres de Rente par
son testament dont luy
a esté faict délivrance
par contract de ce passé
le 14e Iovr de Mars 1650
par devant Leves [q] ve et
Langlois No^{res} av Chlet
de Paris povr participer
avx prières des relligievx.

Resquiescat in Pace [1].

(Marbre noir, haut. 0^m63, larg. 0^m45. Capitales romaines, dorées, haut. 0^m013 ; quatre morceaux.)

---

1. Cette ligne est gravée en italique sur l'original.

V

Fondation par Louis Barboteau d'un lit dans la
salle Saint-Louis (1667)

AD. MAIOREM DEI GLORIAM

Lovis Barboteav Con^er dv Roy Control-
levr Général de la Trésorerie de sa Maison
ayant vescv en tout honneur et piété
et remply dvn zelle ardent a laug
mentation dv service divin, a fondé
a perpetuité en cet hospital de la Charité
vn liet en la salle dicelvy ov est limage
St Lovis povr y recevoir, loger, novrir
et faire pencer et assister vn pavvre
comme les avtr malades dvd. hospital
le choix et presentation dvqvel,
pauvvre malade appartiendra a celvy qvi
portera le nom dvd. Sr Barboteav ses
descendans et avtr de la famille dicelvi
fev Sr Barboteav tovtes fois et qvant
la place vaquera, selon qvil est enoncé
av contract de ce passé entre les
reverends pere religievs prievr et
convent de cet hospital et les
execvtevrs testamentaire dvdict S^r
Barboteav par devant de saint Jean
et Levesque No^re le 20 may 1667.

Priez Dieu pour son Ame [1].

(Marbre blanc, encastrée dans un châssis en pierre, avec placage de marbre noir, haut. 0^m78,
larg. 0^m55. Capitales romaines de 0^m015, dimensions totales : 1^m08, larg. 0^m79.)

---

[1]. Cette dernière ligne est gravée en italique.

VI

Épitaphe de Pierre Desnots (1672-1677)

A la plus grande gloire Diev
Cy devant repose le corps de Pierre
Desnotz Con^{er} dv Roy Commissaire Ord^{re}
des Gverres decedé le 19e octobre
1676. Leqvel par son testamêt dv 15.
Iuillet 1672. a donné a cet Hospital
trois cens Vingt Livres xvj. s. ix. d. de
rente sur la nature du Clergé de
France a la charge par les Religieux
de faire dire et celebrer a perpetuité
une Messe basse de Requiem le
vendredy de chacune semaine en la
chapelle de la Vierge et aussy a
perpetuité un service par chacû an
le Iour de son deceds de la manière
et selon qu'il et prescrit et aux
Conditions portées tant par led.
testamêt que par le contract passé
entre lesd. Religieux dune part M^e
Marquis Desnotz No^{re} au Chastelet
de Paris Neveu Executeur du Testa
ment Eléga^r dud Deffunct et ses d'
Av^{és}. Neveux et Nièces Elégataires
dautre par devât Mes Gervais Manchon
et Bernard Mousnier Notaires aud
Chastelet le xxe Septembre.
M. vic. Lxxvij.

Priez Dieu pour le repos de son Ame [1].

(Pierre blanche, haut. 0^m99, larg. 0^m66. Capitales romaines, haut. 0^m017.)

1. Ligne gravée en italique.

VII

*Fondation d'un lit et d'une messe par Henri Lambert,
Marquis de Thibouville, sieur d'Herbigny, et sa femme,
Élisabeth Rouillé (1699-1705).*

D. O. M.

Messire Henry Lambert chevalier marquis
de Thibouville seigneur d'herbigny con[er]
D'état et Dame elizabeth Rouillé son épouse
ont fondé a perpetuité un lit dans cet Hópital
par contract devant thibert et son collègue
no[res] au chlet du 12e feurier 1699.
Et par un autre contract devant Dupuis le
jeune et son collègue no[res] au chlet du 27 may 1705
Lad. dame Elizabeth Rouillé veuve dud. seigneur
D'herbigny a aussy fondé a perpetuité une messe
basse tous les premiers lundis des mois avec un
De profundis à la fin ; a laquelle assisteront quatre
pauvres de l'hôpital tenants des cierges allumez
pendant l'élevation a chacun desquels sera
distribué cinq sols ainsi qu'au malade occupant
le lit de la fondation cy dessus. La messe sera
celebrée a l'autel de la S[te] vierge en la salle des
malades pour le repos de l'ame de deffunct M[re]
Henry François Lambert, leurs fils ainé chevalier
marquis de Thibouville con[er] du Roy en ses
conseils M[e] des Req[tes] jntendant de justice en la
generalité de roüen ou il est decedé le 29[e]
juin 1704. et a été enterré dans le cœur de
l'église de s[t] patrice en sa 45e année.
lesquels dits seigneurs D'herbigny père et
fils se sont acquittés avec beaucoup de zelle
de piété, et de justice, des différents emplois
importants dont il a plû au Roy de les honorer
Le fond et revenu annuel de la fondation
faite par lad. Dame Elizabeth Rouillé est à
prendre sur ce qu'elle s'est reservée par la
donation qu'elle a faite à L'hôtel Dieu de Paris
d'une grande maison appelée L'hôtel D'épernon
size vieille rue du Temple.
Priez Dieu pour le Repos De leurs ames [1].

(Marbre blanc, haut. 1[m]55, larg. 0[m]73t. Capitales romaines, haut. 0[m]017.)

1. Ligne gravée en italique.

VIII

*Épitaphe de Mathieu-Marie Forne, sieur de Cherville
(1700-1708)*

Cy devant repose le corps de
mathieu marie forne, s^r de Cherville
decede le 7 octobre 1708
lequel a fondé en cet hopital
de la charité de paris une messe
basse de requiem par chacun jour
de l'année a perpetuité pour le
repos de son âme
et a aussy fondé un lict audit
hopital sous le titre de s^t mathieu
moyennant la somme de trente mil
livres, que led s^r forne de Cherville
a donné aud^t. hôpital, come il est
plus au long enoncé aux contracts
de donnation, sçavoir l'un passé
pardevant royer et navarre, no^{res}
au châtelet de paris le 19 septemb.
1700. et l'autre passé pardevant
le court et bailly aussy no^{res} aud'
chlet le 13. aoust 1705.

Requiescat in pace [1].

Cette épitaphe a été posé par les soins
du sieur jean jacques forne son neveu
et son executeur testamentaire.

(Marbre blanc, haut. 1^{m}14. larg. 0^{m}66. Capitales romaines, haut. 0^{m}012.)

---

1. Mots gravés en italique sur l'original.

IX

Fondation d'une messe par Geneviève du Cadolu (1703)

Dame Genevieve du Cadol^u
veuve de Mr de la Planche
con^{er} en la cour des Monoies
a par so testament fondé a
perpetuité en cete Eglise
une messe basse tous les p^{rs}
l'undy des mois po^r les âmes
du purgatoire, dont a été
passé contract entre Messi
eurs les Présidens Brunet
et du Tillet, Mad^e la Marq
uise de Villarceaux et
les Religieux de cet Hop
ital, devant led. le Feure
No^{re} le 25e Iuin 1705.

Priez Dieu pour son âme [1].

(Pierre blanche, haut. 0^m68. larg. 0^m56. Capitales romaines. haut. 0^m02.)

1. En italique sur l'original.

X

Fondation de services religieux par Perinne Bourgeois (1731)

Ad majorem
Dei gloriam [1]
Dam^{le} Perinne Bourgeois
Veuve du Sr Blaise la Baille
M^d bourgeois de Paris, à par son
testament passé devant jud.^{le}
et Desplasses, No^{res} au Chlet. de Paris, le 2
x^{bre} 1731. fondé a perpetuité en cette
eglise des Religieux du convent hôpital
de la Charité. 30 Messes basses de Requiem
par chacun an, sçavoir une tous les 14
de chacun mois, jour du deceds de son deffunct
mary, et une tous les 9. aussi de chacun
mois jour auquel lad'. testatrice est
decedée, et les six autres les 6. Feurier,
6, auril, 6. juin, 6. aoust, 6 8bre et 6 x^{bre} pour
le repos des ames de ses Enfants, et encore
de faire dire a perpetuité tous les 9. de
janv^{er} de chaque Année, par les pauures
malades de cet Hôpital, *un Pater et un Aue*
à son intention, se recommandant
ausurplus aux bonnes œuures et prières des
d' Religieux, de cette maison, pour lesquels
elle à toujours eu une très particulière
estime comme étant Père, et Mère, de
François de Paule la Baille, l'un d'iceux
Religieux, cette fondation faite moiennant
100^{l.} de rente racheptable de celle de 2.000^{l.}
le tout suiv^t qu'il est plus au long expliqué
par le contract de fondation portant
quittance passé dev^t de S^t jean, qui en à la
minutte, et son confrère. no^{res} au Chlet. de
Paris, le 10 janv^{er} 1733. fournye au s^r Goblet,
l'ainé, M^d bonnetier son gendre, et execut^r
de son testament, qui à fait poser cette
epitaphe, *Priez Dieu pour le repos de Leurs*
Ames Un De profundis

(Marbre blanc, haut. 1^m29, larg. 0^m71, y compris la partie supérieure, en demi-cercle, qui mesure 0^m24 de haut sur 0^m49 de large. Capitales romaines, haut. 0^m15.)

1. En italique sur l'original.

XI

Pose de première pierre (1758)

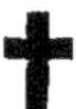

Le 2ᵉ Jour du Mois
De Mai de L'année
M. DCC. LVIII
la Première Pierre
de cette nouvelle
Sale des Malades
a été posée à ce Pillier
a trois pieds du sol.

(Marbre noir, haut. 0ᵐ40, larg. 0ᵐ40. Capitales romaines, dorées, de 0ᵐ03 de hauteur. Scellée dans le mur extérieur du bâtiment Est de la première cour, à trois mètres du sol environ.)

XII

Ouverture de la clinique de la Charité (1799)

ÉCOLE CLINIQUE

ouverte le 1ᵉʳ Prairial [an VII]
Professeur J. N. Corvisart
Ministre de l'intérieur François de neufc [hateau].

(Marbre noir, long. 2ᵐ5.|. haut. 0ᵐ96. En deux morceaux. le troisième a disparu ; lettres dorées.)

XIII

Ville de Paris
Hommage rendu
aux victimes
de leur dévouement

Gustave Marie Désiré

RIVET

Né à Prasville (Eure et Loir)
Interne des hôpitaux

décédé à l'âge de 29 ans le 7 Décembre 1883
Diphthérie

FONDATION DE LITS

1636 M. Bardin, 1 lit, 200 francs de rente chacun an.
1640 M. Lodier, 1 lit, 150 francs de rente.
1644 M. Laubat, 5 lits, 30.000 francs.
1648 M. de Belleforière, 5 lits, 1.720 francs de rente.
1653 M. Duhamel, 1 lit, 3.000 francs.
1658 M. d'Aligre, 1 lit, 2.000 francs.
1659 M. Brice, 1 lit, 1.000 francs.
1659 M. Lecogneux, 1 lit, 4.000 francs.
1661 M. Mirault, 1 lit, 3.600 francs.
1661 M. Monnerot, 1 lit, 6.000 francs.
1661 M. Leboulanger, 1 lit, 85 francs de rente.
1666 M. Duché, 1 lit, 3.600 francs.
1666 M. Bance, 1 lit, 3.000 francs.
1665 M. Collon, Ve Couton, 1 lit, 4.000 francs.
1665 M. Delaigue, 1 lit, 4.000 francs.
1666 M. Lecaron, 1 lit, 4.000 francs.
1666 M. Barboteau, 1 lit, 6.000 francs.
1667 Marquis de Nicolay, 1 lit, 5.000 francs.
1667 M. Bertier, 4 lits, 12.992 francs.
1669 M. Preston, 11.000 francs, seigneur anglais, à condition de
   recevoir les Anglais malades en la Ville de Paris.
1670 Mlle Loferon, 1 lit, 4.000 francs.
1670 M. Lecamus, 1 lit, 4.000 francs.
1671 M. Croquot-Depuyven, 1 lit, 4.000 francs.
1671 M. Pascal, 1 lit, 4.000 francs.
1672 M. Clapipoudelin, 2 lits, 10.000 francs.
1672 M. Faure, 2 lits, 24.000 francs.
1672 M. Malon, 1 lit, 3.000 francs.
1675 M. Deleyrit, 1 lit, 10.000 francs.
1678 Exemption de logement des gardes françaises à condition de
   recevoir jusqu'à 40 soldats malades ou blessés.
1678 Me Durand, 1 lit, 3.000 francs.
1679 M. Jouvot, 1 lit, 7.000 francs, avec services, messes.
1682 Marquis d'Aligre, 2 lits, 11.000 francs.
1678-1681 M. Legoux, 1 lit. Legs de propriétés. Don de diamants
   enchâssés autour du soleil du Saint-Sacrement.
1684 M. de Paris, 2 lits, 10.000 francs.
1685 M. Belin, 1 lit, 1.000 francs.

1686 Princesse de Clèves, dame de Gonzague, princesse Palatine, 2 lits, 10.000 francs.

1685 M. Henin, 1 lit, 6.000 francs.

1685 M. Fouquet, 1 lit, 6.000 francs.

1686 M. Jannon, 2 lits, 8.000 francs.

1686 M. Davaneau, 1 lit, 3.000 francs.

1688 M. Duhoussot, 1 lit, 4.000 francs.

1689 M. Foucault, 1 lit, 4.000 francs.

1693 M. Lebret, 2 lits, 12.000 francs.

1692 Mlle de Haffemas, 1 lit, 4.000 francs.

1694 M. et Mme Poirier, don d'une maison, 3, rue Saint-Dominique, 3 lits, 14.000 francs.

1697 M. Le Brodeur, 1 lit, 10.000 francs.

1697 M. de Maillefaud, 1 lit, 5.000 francs.

1698 M. d'Argouges, 1 lit, 6.000 francs.

1699 M. Lambert d'Abigny, 1 lit, 4.000 francs.

1699 D^lles Bardanne et Lemarie, 1 lit, 3.000 francs.

1700 M. Desardins, 2 lits, 718 francs de rente.

1701 M. de Bullion, 1 lit, 6.000 francs.

1703 M. Le Boullanger, 1 lit, 5.000 francs.

1705 M. Forne de Cherville, 1 lit, 500 francs de rente.

1702 M. Masserancey, 1 lit, 6.000 francs.

1708 M. Grelé, 6 lits, 60.000 francs.

1709 M. L'Huilier, 1 lit, 10.000 francs.

1710 M. de Lille, 1 lit, 5.000 francs.

1710 M. et Mme Ficoit, 1 lit, 7.500 francs.

1710 M. et Mme de Franon, 1 lit, 6.000 francs.

1713 M. Roche, 1 lit, 15.000 francs.

1715 M. Lejuge, 4 lits, 29.688 francs.

1715 M. Deville, 1 lit, 10.000 francs.

1716-1730 D^lle de Bezons, 2 lits, 16.000 francs.

1720 M. et Mme Masson, 1 lit, 12.000 francs.

1720 M. Girardin, 1 lit, 12.000 francs.

1721 M. Gallot, 1 lit, maison sise rue des Fossés-Monsieur-le-Prince.

1727 Comtesse de Pons, 1 lit, 12.000 francs.

1733 M. Croizat, 1 lit, 340 francs de rente.

1733 M. Himbert de Châtré, 1 lit, 1.000 francs.

1733 M. Bonnaire, 1 lit, 10.000 francs.

1733 D^lle Cirnet, 1 lit, 10.000 francs.

1735 M. et Mme Hochet, 1 lit, 10.000 francs.

1737 Mme de Cornins, veuve du comte de Saint-Georges, 1 lit, 8.000 fr.

1746 M. Masson de La Mannerie, 1 lit, 9.040 francs.

1747 M. Thoynard, 1 lit, 10.000 francs.

1747 Marquis de Saché, 11 lits, 140.000 francs.

1747 M. Dariague, 1 lit, 10.000 francs.

1747 M. Richer, 1 lit, 10.000 francs.

1751-1752-1754-1756-1757 M. et Mme de Lassay, 13 lits, 110.000 fr.

1750 M. Lecerf, 1 lit, 9.000 francs.

1750 Comte et comtesse de Bissy, 1 lit, 10.000 francs.

1750 M. Masson-Dohcy, 1 lit, 9.092 francs.

1751 Comte et comtesse de La Guiche, 1 lit, 10.000 francs.

1752 Comtesse de Revel, 1 lit, 10.000 francs.

1752 Marquis de Béthune-Chalin, 6 lits, 58.401 francs.

1753 Me Hocquart, 1 lit, 10.000 francs.

1754 M. Taudou, 1 lit, 12.000 francs.

1754 Marquis de Bethousas, 1/4 de lit, 2.500 francs.

1756 Veuve Grimod, 4 lits, 40.000 francs.

1761 D^lle Boulanger, 1 lit, 20.000 francs.

1760 Mme Duiren, 1 lit, 20.000 francs.

1763 D^me Lallemand de Retz, 1 lit, 20.000 francs.

1769 M. Pauge, 2 lits, 25.000 francs.

1764 M. Ponot, 1 lit, 10.000 francs.

1772 Mme de Goislard, 1 lit, 538 francs de rente.

1773 M. Cornet, 1 lit, 10.000 francs.

1774 M. et Mme d'Youval, 1 lit, 12.500 francs.
Conte d'Aubonne, 1 lit, 10.500 francs.

1783 M. Paudevigue, 2 lits, 16 actions d'une compagnie.

1784 M. Beaujon, 1 lit, 12.000 francs.

1786 Me de Baudeville, 1 lit, 6.000 francs.

1786 M. Le Berger, 1 lit, 700 francs de rente.

1786 M. Hénin, 1 lit, 10.650 francs.

1787 Marquis de Doyecourt, 1 lit, 400 francs de rente.

1789 M. Boullougue de Premeurle, 1 lit, 12.000 francs.

1790 M. Beaufort, 5 lits, 58.340 francs.

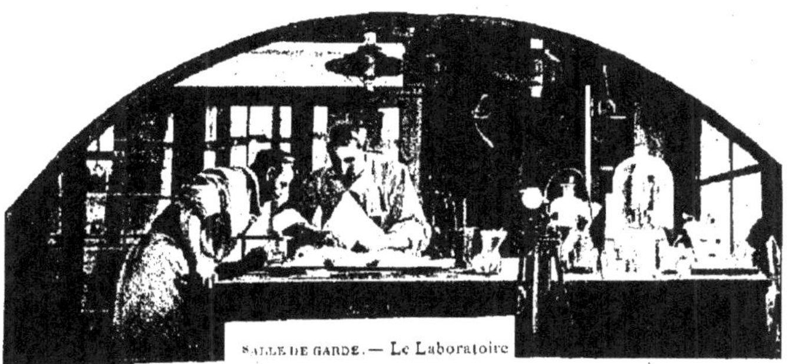

SALLE DE GARDE. — Le Laboratoire

Les Frères de Saint-Jean-de-Dieu, pendant leur séjour à la Charité, eurent à soutenir de nombreux procès.

Il serait trop long de citer en entier les documents relatifs à ces instances.

Qu'il nous suffise d'indiquer sommairement les éléments où sont relatées les phases diverses de cette procédure.

Lettre d'un citoyen à un curé de Nancy, sur la contestation du premier chirurgien avec les religieux de la Charité. (20 mars 1758, Nancy, 1758, in-12, T 18, 180. Titre de départ, p. 3. Le titre porte : une affaire importante.)

Mémoire à consulter sur un libellé diffamatoire publié contre M. Louis, chirurgien major adjoint de l'hôpital de la Charité, à Paris. Signé : Louis. (Paris, imp. de P. A. Le Prieur, s. d., in-4°, T 18, 121, vol. VII, pièce 5. Suivi d'une consultation du 31 octobre 1757. Signé : Michel.)

Première leçon de Boniface Diastellet, chirurgien, juré de la communauté de ***, à Alexis Diastellet, son neveu..., au sujet des fréquentes méprises du sieur Louis, chirurgien, juré de la communauté et aide du premier chirurgien de l'hôpital de la Charité de Paris. (18 novembre 1757, s. l. n. d., in 4°, T 18, 121, vol. VII, pièce 7.)

8.

Mémoire pour le premier chirurgien du roi contre les frères de la Charité. Signé : Leyridon. (Paris, veuve Delaguette, 1757, in-4°. T 18, 121 (vol. VII, pièce 10) et 177. Relatif à l'exercice de la chirurgie dans l'hôpital de la Charité.)

Mémoire à consulter et consultation pour les religieux de la Charité contre le premier chirurgien du roi. Signé : Doulcet fils, 14 février 1758. (Paris, G. Valleyre, 1758, in-4°, T 18, 121 (vol. VII, pièce 11) et 178.)

Second mémoire pour le premier chirurgien du roi contre les frères de la Charité. (S. l., 1758, in-4°, T 18, 121 (vol. VII, pièce 12) et 179).

Mémoire pour les religieux de la Charité contre le premier chirurgien du roi. (S. l., 1759, in-4°, T 18, 121 (vol. VII, pièce 13) et 181.)

Précis pour le premier chirurgien du roi contre les frères de la Charité. Signé : Bontoux. (Paris, imp. de P. A. Le Prieur, 1759, in-4°, 4° Fm 6.818, T 18, 121, vol. VII, pièce 14. Au sujet d'un brevet de chirurgien-major de l'hôpital de Château-Thierry accordé au sieur de Mommignon.)

Réplique pour les prieurs et religieux de l'hôpital de la Charité contre le premier chirurgien du roi. (Paris, imp. de Valleyre, s. d., in-4°, T 18, 183.)

Réflexions sommaires par les religieux de la Charité contre le premier chirurgien du roi. Signé : Vidal. (Paris, imp. de Valleyre, 1760, in-4°. T 18, 121 (vol. VII, pièce 15) et 184. Suivi de : Extrait d'un des procès-verbaux dressés à Château-Thierry, à l'occasion des négligences et imperties de Ruffin Montmignon, 2 janvier 1760.)

Mémoire pour les prieurs et religieux de l'hôpital de la Charité des hommes contre le premier chirurgien du roi, son lieutenant et les prévôts et gardes de la communauté des maîtres chirurgiens de Paris. Signé : Doulcet fils. (Paris, imp. de Valleyre, 1760, in-4°, T 18, 121, vol. VII, pièce 16. Relatif à la nomination d'un chirurgien gagnant maîtrise dans l'hôpital de la Charité.)

Réplique pour les prieurs et religieux de l'hôpital de la Charité contre le premier chirurgien du roi et les prévôts et gardes de la communauté des chirurgiens de Paris. Signé : Doulcet fils. (Paris, imp. Valleyre, s. d., in-4°, T 18, 121, vol. VII, pièce 18.)

Observations pour les religieux de la Charité contre le premier chirurgien du roi et les prévôts et gardes de la communauté des chirurgiens. Signé : Doulcet fils. (Paris, imp. de C. E. Chenault, 1760, in-4°, T 18, 121, vol. VII, pièce 19.)

Mémoire signifié pour les prieurs et religieux de la Charité des hommes à Paris, contre le premier chirurgien du roi, son lieutenant et les prévôts, gardes de la communauté des maîtres chirurgiens de Paris, dans l'affaire concernant le choix et la nomination du compagnon gagnant maîtrise en l'hôpital de la Charité. Signé : Vidal. (Paris, Valleyre, 1760, in-4°, T 18, 121 (vol. VII, pièce 20) et 185.)

Analyse de l'affaire des religieux de la Charité contre le premier chirurgien du roi. Signé : Vidal. (Paris, imp. de Valleyre père, 1761, in-4°, T 18, 121 (vol. VII, pièce 21) et 187.)

Déclaration du roi, concernant l'exercice de la chirurgie dans les maisons de l'ordre de la Charité. Donnée à Marly le 20 juin 1761. (Paris, P. G. Simon, 1761, in-4°, T 18, 121, vol. VII, pièce 22.)

Mémoire en forme de dénonciation, que le collège de chirurgie croit être dans le cas de faire à M. le Procureur général des contraventions commises par les religieux de la Charité à la déclaration du roi du 20 juin 1761. Signé : Cellier, de Lambon, Doutremont et Coquereau, 8 janvier 1762. (Paris, imp. de Kinapen, 1762, in-4°, T 18, 121, vol. VII, pièce 23.)

————

Mémoire à consulter pour les religieux de la Charité. Signé : Doulcet fils, Gerbiers, 5 février 1762. (Paris, imp. de Valleyre père, 1762, in-4°, T 18, 121, vol. VII, pièce 24.)

————

Extrait de l'*Année littéraire*.— Mémoire pour le premier chirurgien du roi contre les frères de la Charité. (S. l. n. d., in-12, T 18, 120, 2e série, vol. XX, pièce 11.)

————

Factum pour les prévôts et gardes maîtres chirurgiens jurés de cette ville de Paris... et encore pour Georges Mareschal..., premier chirurgien du roi..., contre les religieux, prieurs et convent de la Charité de cette ville de Paris. Signé : Guy. (Paris, imp. de B. Laisnel, 1716, in-fol., 5° Fm 12.402. Relatif à la chirurgie à l'intérieur de l'hôpital.)

————

Mémoire pour Georges Mareschal, premier chirurgien du roi, intervenant et pour les prévôt, maîtres et gardes de la communauté des maîtres chirurgiens de Paris, appelant contre les frères religieux, prieurs et convent servant l'hôpital de la Charité à Paris, intimes et défendeurs. Signé : Normant. (Paris, imp. de B. Laisnel, s. d. j., in-fol., 5° Fm 12.405.)

————

Mémoire pour les religieux du convent et hôpital de la Charité de Paris contre les prévôts et gardes de la communauté des maîtres chirurgiens de Paris et le sieur Mareschal. Réponse pour Georges Mareschal... contre les frères religieux, prieur et convent servant l'hôpital de la Charité de Paris. Signé : Normant. (Paris, imp. de B. Laisnel, s. d. j., in-fol., 5° Fm 12.404.)

————

Mémoire pour les religieux du convent et hôpital de la Charité de Paris, défendeurs et demandeurs contre les prévôts et gardes de la communauté des maîtres chirurgiens appelants, et le sieur Mareschal, premier chirurgien du roi, intervenant. Signé : Chevalier. (Paris, imp. de veuve F. Muguet, 1718, in-fol., 5° Fm 12.821, et T 18, 237. Suivi de l'état des pièces produites en l'instance par les religieux de la Charité contre la communauté des chirurgiens, avec une pagination particulière.)

Mémoire pour les religieux de la Charité de Paris contre messire Pierre François le Bacle, marquis des Moulins, et Me Edme Guyon, avocat en la cour. Signé : de Laverdy. (Paris, imp. de Paulus du Mesnil, 1738, in-fol., 5° Fm 12.822, M 33, p. o., 2.331, Pont. 5° 210. Au sujet d'un legs universel fait par Edme Du Pont, seigneur de Villiers, aux religieux de la Charité.)

Sommaire pour les religieux de la Charité de Paris contre le sieur Mareschal et les maîtres chirurgiens. (Paris, imp. de A. Kinapen, s. d., in-fol., 5° Fm 12.825 et T 18, 238.)

Extrait des registres de Parlement. — Arrêt du 17 avril 1684, homologuant une transaction passée le 14 mars précédent entre les religieux de la Charité de Paris, légataires universels du sieur Le Goux de la Berchère, et les légataires particuliers dudit défunt. (S. l. n. d., in-fol., 5° Fm 12.820.)

Au Roi. — Requête des religieux de la Charité de Paris demandant à exercer dans leur hôpital l'art de la chirurgie, malgré l'arrêt contraire du 24 juin 1724, obtenu par les prévôts des chirurgiens. (Paris, imp. de A. Kinapen, s. d., in-fol., 5° Fm 12.823, et T 18, 239.)

Au roi et à nosseigneurs de son conseil. — Requête des religieux de la Charité de Paris légataires universels du sieur Le Goux de la Berchère, au sujet d'une cédule évocatoire à eux signifiée par les héritiers collectivement dudit défunt. Signé : de Falentin. (S. l., 1681, in-fol., 5° Fm 12.824.)

Factum pour les pauvres malades [de l'hôpital de la Charité de Paris]
à Monseigneur l'éminentissime cardinal duc de Richelieu, père spirituel
et protecteur de l'ordre de la Charité du bienheureux Jean de Dieu en
France. (Paris, imp. de N. Charles, 1635, in-4°, 4° Fm 24.112. Au sujet
de l'encombrement dudit hôpital par les valets du faubourg Saint-
Germain.)

Placet présenté au roi par les religieux de l'hôpital de la Charité, des
faubourgs Sainct-Germain-dès-Près-lès-Paris, et prêtres de la congrégation de l'oratoire... les uns et les autres fondés par la reine, mère de
Sa Majesté, concernant le fait de leurs fondations en un revenu annuel et
perpétuel de la somme de 25.000 livres tournois de rente assignées sur
les gabelles, et l'exécution d'un brevet de sa dite Majesté du 29 mars 1627.
(S. l., 1630, in-4°, 4° Fm 24.113.)

Jésus-Maria. — Articles présentés à Nosseigneurs du Parlement,
contenant un réglement perpétuel pour l'administration spirituelle et
temporelle de l'hôpital de la Charité, sis es faubourg Saint Germain les
cette ville de Paris, et des religieux y destinés au service de Dieu et des
malades, ledit règlement fondé sur les ordonnances de France et sur
certain arrêt de ladite Cour du 14 avril 1609. (Paris, imp. de l'Hulpeau,
1620, in-4°, 4° Fm 25.318.)

Arrêt de la Cour de Parlement, portant défense à tous garçons chirurgiens et autres, d'entrer dans les salles de l'hôpital de la Charité pour
assister aux visites et pansements des malades, qu'au préalable ils n'aient
été inscrits sur les registres, et qu'ils n'aient obtenu la permission du
prieur dudit hôpital. Du 23 janvier 1760. (Paris, P. G. Simon, 1760,
in-4°, 4° Fm 35.600.)

Pour les religieux de la Charité de Paris contre le sieur Du Chastelet.
Signé : de Fourgy. (S. l. n. d., in-4°, 4° Fm 6.028 et 23.999. Succession
de Guillaume Bournot, décédé à Paris, à l'hôtel Séguier, en 1687.)

Factum pour les religieux, prieur et convent de l'hôpital de la Charité de Paris contre les prieurs, curé et marguilliers de la paroisse Saint-Sulpice. (S. l., 1658, in-4°. Thoisy 331, fol. 218. Relatif au droit d'inhumation prétendu par les marguilliers dans le cimetière de l'hôpital.)

Factum pour les religieux, prieur et convent de l'hôpital de la Charité de Paris, demandeurs, contre les recteur et suppôts de l'Université, défendeurs qui sont maintenant propriétaires des Prés-aux-Clers et qui ont ci-devant appartenu aux Augustins réformés. (S. l., 1650, in-4°. Thoisy 217, fol. 480. Demande en rachat de rentes dues par les religieux.)

Addition importante aux remontrances des religieux de la Charité contre le sieur Mareschal et les maîtres chirurgiens de Paris. Signé : Perrin. (Paris, imp. de L. D. Delacour, s. d., in-fol., Ms Joly de Fleury, 39, fol. 13. Demande en maintien de l'arrêt du 30 avril 1721.)

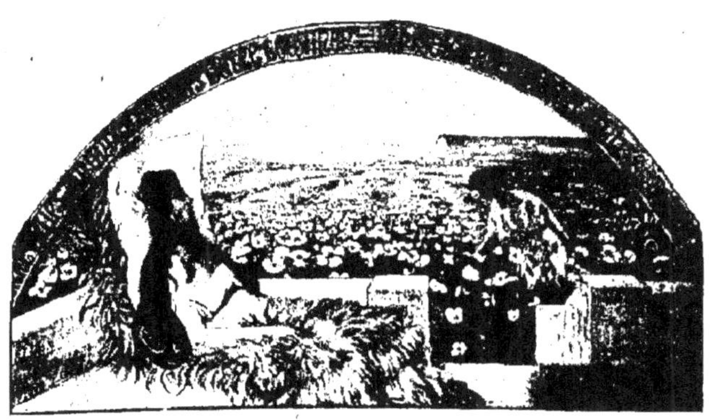

SALLE DE GARDE. — Le Sommeil léthargique

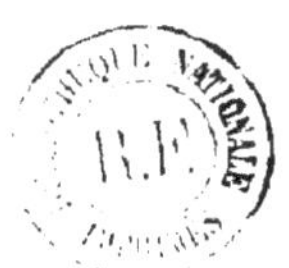

TABLE DES MATIÈRES